Marcie Mai

Sexercises

pickup

Marcie Mai

Sexercises

50 atemberaubende Stellungen

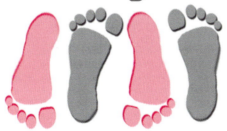

Bibliografische Information der Deutschen Bibliothek

Die Deutsche Bibliothek verzeichnet diese Publikation
in der Deutschen Nationalbibliografie; detaillierte bibliografische
Daten sind im Internet unter http://dnb.ddb.de abrufbar.

© Heinrich Hugendubel Verlag, Kreuzlingen/München 2005
Alle Rechte vorbehalten

Textredaktion: Angela Troni, München
Umschlaggestaltung: ZERO, Werbeagentur
Umschlagmotiv: FinePic
Zeichnungen: Tom Vitek, München
Produktion: Ortrud Müller
Satz: EDV-Fotosatz Huber/Verlagsservice G. Pfeifer, Germering
Druck und Bindag: Alcione, Trento
Printed in Italy 2007

ISBN 978-3-7205-2666-1

Inhalt

Vor allem Spaß 7

50 Stellungen – zur Nachahmung empfohlen 9

1. Die Missionarsstellung 9
2. Die Löffelchenstellung 11
3. Der indische Schneidersitz 14
4. Die Hündchen-Nummer oder Doggy Style 17
5. Der Wackelpeter 20
6. Die Flanquette 22
7. Der Affe 23
8. Der einfache Knoten 26
9. Der Schaukelstuhl 28
10. Der Doppeldecker – Linie 1 29
11. Der Doppeldecker – Linie 2 30
12. Der Schmetterling 32
13. Der Waffenstillstand 35
14. Die Schubkarre 37
15. Die flammende Kerze 40
16. Die Wiege 42
17. Die Schildkröte 44
18. Die Wiener Auster 47
19. Das Akkordeon 49
20. Die X-Stellung 50
21. Die Reiterstellung 51
22. Die verwegene Reiterin 54

23. Der Doppeldecker – Linie 3 56
24. Der Doppeldecker – Linie 4 58
25. Die Bambusspalte 60
26. Das umgekippte Päckchen 62
27. Die Neunundsechzig – 69 64
28. Das zugewandte Löffelchen 66
29. Die Schere 68
30. Der Brückenpfeiler 70
31. Die Amazone 72
32. Die Faulenzerin 73
33. Das Klammeräffchen 75
34. Die standhaften Vierbeine(r) 77
35. Die umgekehrte Stehparty 79
36. Der Hüftgurt 81
37. Der Rückfall 83
38. Der Flamingo 86
39. Der standfeste Doggy Style 89
40. Die Buseneinfahrt 92
41. Der Kniefall 94
42. Die Stuhlstellung 96
43. Die Schiffschaukel 98
44. Die Beinklammer 100
45. Die Fahne 101
46. Der Hinterpfortensex 103
47. Das Sandwich 105
48. Das standhafte Männerduo 107
49. Die wilden Engel 109
50. Das Quartettspiel 110

Die Autorin 112

Vor allem Spaß

Liebe Liebenden,
sehr verehrte Leserinnen und Leser,

um eines vorweg klarzustellen: Ja, es geht hier um Sex!
Um ganz viel Sex sogar. Doch bevor Sie jetzt das Buch
verschämt zur Seite legen, Ihre Gesichtsfarbe langsam
ins Rötliche wechselt oder Sie sich hektisch umblicken,
ob Sie auch ja niemand beobachtet, kann ich Sie beru-
higen: SEX IST ETWAS GANZ NORMALES!

Zwar sehen katholische Priester und Ordensfrauen
die Sache ein wenig strenger, aber mal ehrlich: Ohne
Sex würden auch diese Herrschaften nicht auf Gottes
Erde wandeln. Darum gilt: Sex ist notwendig, lebens-
notwendig sogar! Genau wie essen und trinken. Womit
wir schon mitten im Thema wären. Gestatten Sie mir
eine Frage: Kommt bei Ihnen tagtäglich das Gleiche
auf den Tisch? Gibt es bei Ihnen Woche für Woche
Pellkartoffeln mit Quark? Ich hoffe nicht, denn diese
einseitige Ernährung könnte schlimme gesundheitliche
Folgen haben. Die Einzelheiten zu erläutern würde zu
lange dauern, doch worauf ich hinaus will: Die Abwechslung macht's! Denn Abwechslung auf dem Tisch
ist gut für Körper und Geist und Gleiches gilt für die

Abwechslung im Bett. Lassen Sie Langeweile auf dem Laken gar nicht erst aufkommen! Montag: Missionarsstellung, Dienstag: Missionarsstellung, Mittwoch: Missionarsstellung und so weiter und so fort – wenn Ihre Nachbarn es so mögen, gut! Kümmern Sie sich nicht weiter darum, aber machen Sie es anders! Montag: Missionarsstellung, Dienstag: Doggy Style, Mittwoch: Schubkarre, Donnerstag: Doppeldecker, Freitag: die wilden Engel, Samstag: der Hüftgurt und am Sonntag gibt es die Schildkröte! So gefällt es sicher beiden Partnern, und falls Sie sich jetzt neugierig fragen, was sich denn eigentlich hinter der »Schildkröte« verbirgt oder was die »wilden Engel« bedeuten – Sie halten die Lösung in den Händen! Denn bei all den Begriffen handelt es sich um Sexstellungen. Und davon gibt es eine ganze Menge. Genau 50 verschiedene habe ich für Sie in diesem Buch herausgesucht und erklärt.

Lassen Sie Sex nicht länger nur die schönste Nebensache der Welt sein, sondern machen Sie Sex ruhig öfter einmal zur Hauptsache!

In diesem Sinne: In die Federn, fertig los!

50 Stellungen –
zur Nachahmung empfohlen

1. Die Missionarsstellung

So geht's:

Ich schlage vor, wir lassen es langsam angehen. Zur Aufwärmphase beginnen wir daher mit einer Position, die ich Ihnen wohl kaum noch erklären muss, oder? Schließlich bevorzugen laut einer in 27 Ländern durchgeführten Umfrage der Zeitschrift *FHM* insgesamt 97 Prozent der Menschen diese Stellung. Fürs Protokoll sei trotzdem erwähnt: Die Frau liegt mit gespreizten Beinen auf dem Rücken, der Mann legt sich auf sie und dringt in sie ein.

Was SIE davon hat:

Legt der Mann sich nicht ganz flach und mit seinem vollen Gewicht auf sie, ist diese Position für die Frau recht angenehm. Auch weil es ganz wunderbar ist, dem Partner beim Sex in die Augen zu blicken und zu sehen, wie er zum Höhepunkt kommt. Ein weiterer Pluspunkt ist der intensive Körperkontakt. Allerdings bleibt die Stimulation des G-Punkts auf der Strecke. Aber nicht beschweren, meine Damen! Schließlich übt der Mann einen erregenden Druck auf die Klitoris aus. Besonders dann, wenn er sich mit den Händen abstützt und leicht schräg von oben in Sie eindringt.

♂ Was ER davon hat:

Als Mann bestimmen Sie das Tempo und die Tiefe der Penetration. So können Sie den Zeitpunkt der Ejakulation besser kontrollieren. Mit leicht kreisenden Beckenbewegungen zeigen Sie zudem, dass Sie mehr können, als das übliche Rein-Raus-Spielchen. Und auch wenn das alles mitunter etwas schweißtreibend ist – wo und wann bitteschön macht Arbeit so viel Spaß?!

♥♥ Wie es für BEIDE noch schöner wird:

Achtung! Total abtörnend und ein absoluter Lustkiller ist Mundgeruch. Damit meine ich vor allem Knoblauch-, Nikotin und Alkoholfahnen. Achten Sie also bitte auf frischen Atem. Denn einer der schönsten Vorteile dieser Face-to-Face-Position ist, dass Sie sich dabei küssen können.

Für Frauen gilt zudem: Bitte nicht steif wie ein Brett daliegen! Sie haben zwei Hände frei, tun Sie ruhig etwas damit. Kraulen Sie sein Haar, umfassen Sie seine Pobacken, liebkosen Sie sein Gesicht, streicheln Sie

1. Die Missionarsstellung 11

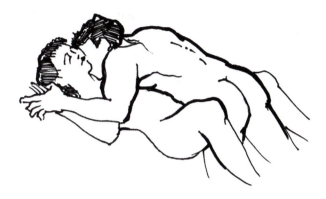

seinen Rücken. STREICHELN wohlgemerkt, fahren Sie bitte nicht gleich Ihre Krallen aus.

Die Herren sollten fit in Liegestützen sein, um nicht zu schwer auf ihrer Liebsten zu liegen. Und konzentrieren Sie sich bitte nicht nur auf Ihre Gesäßbewegungen. Denken Sie lieber ans Küssen, natürlich dürfen Sie auch an ihren Ohrläppchen knabbern und mit der Zunge ihren Busen verwöhnen. Auf keinen Fall sollten Sie jedoch allzu laut schnaufen. Schnell könnte Ihre Liebste sonst annehmen, dass Sie kurz vorm Herzinfarkt stehen und/oder auf halber Strecke schlappmachen. Und das wäre zu schade …

2. Die Löffelchenstellung

⤳ So geht's:

Löffelchenstellung – selten so einen unerotischen Namen für eine Sexposition gehört. Wer sich das wohl ausgedacht hat? Aber gut, wie der Namensgeber auf die Idee kam, ist ziemlich klar: Die Frau liegt in der stabilen Seitenlage, der Mann macht es sich ebenso hinter ihr bequem und dringt von hinten in sie ein. Die beiden Körper sind damit aneinander gepresst wie zwei aufeinander liegende Löffel.

♀ Was SIE davon hat:

Das ist Genuss in doppelter Ausführung! Denn während der Mann von hinten zustößt, können Sie zusätzlich selbst Hand an sich legen und Ihre Klitoris streicheln. Somit ist diese Position bestens geeignet für Frauen, die durch Penetration allein nicht zum Orgasmus kommen, sondern zusätzlich klitorale Stimulation brauchen.

♂ Was ER davon hat:

Klagen Sie nicht, meine Herren! Zwar können Sie in dieser Position nicht so tief in Ihre Liebste eindringen, dafür bestimmen Sie einmal mehr das Tempo. Empfehlenswert ist diese Position auch für alle ganz Schnellen, also jene, die mit ihrem Saft nicht an sich halten können. Indem Sie das obere Bein der Partnerin leicht anheben, ist eine tiefere Penetration möglich. Sie haben es somit selbst in der Hand, wie viele Ihrer kostbaren Zentimeter Sie der Dame schenken möchten. Doch lassen Sie es langsam angehen und übertreiben Sie es nicht, dann lässt sich der Orgasmus ein wenig hinauszögern.

Wie es für BEIDE noch schöner wird:

Vorab ein Hinweis: Plagt sich einer der beiden Partner mit einem Gipsbein herum, ist die Löffelchenstellung garantiert förderlich auf dem Weg der Genesung. Schließlich verlangt diese Position keine anstrengenden Turnübungen und macht zudem noch Spaß. Also genau die richtige Medizin! Noch besser wird es – sowieso –, wenn der Mann zwischendurch die Brüste seiner Liebsten streichelt und ihren Nacken mit kleinen Küssen verwöhnt.

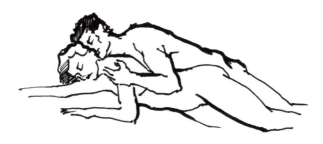

Und allen Frauen sei gesagt: Ausruhen gilt nicht! Wieso nehmen Sie nicht mal die Hand des Mannes zum Mund und saugen an seinen Fingern?

PS: Planen Sie gerade einen Segel- oder Campingurlaub? Dann sollten Sie diese Position unbedingt im Sexrepertoire haben. Denn als »Löffelchen« können Sie auch auf engstem Raum – beispielsweise in Schlafsäcken, niedrigen Bootskajüten, auf nur 90 Zentimeter breiten Matratzen etc. – bestens verkehren …

3. Der indische Schneidersitz

⤳ So geht's:

Gelenkige Männer machen es sich im Schneidersitz bequem, die etwas weniger biegsamen Herrschaften nehmen auf ihren Fersen Platz. Dann kommt die Partnerin hinzu. Sie setzt sich von Angesicht zu Angesicht auf den Schoß des Mannes und stellt ihre Füße neben seine Oberschenkel oder die Hüften.

♀ Was SIE davon hat:

Kuschelig ist diese Position allemal, doch damit nicht genug: Außer dem intensiven Körperkontakt haben Sie als Frau beide Hände frei und können das Gesicht Ihres Lovers liebkosen, ihm die Brusthaare kraulen (na-

3. Der indische Schneidersitz

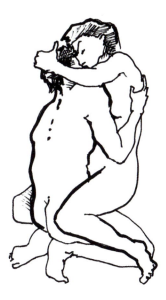

türlich nur, sofern vorhanden) und über den Rücken streicheln. Sie können auch an seinem Ohrläppchen saugen oder ihm den Nacken küssen. Vergessen Sie dabei aber nicht zu genießen. Denn das Schambein des Mannes stimuliert in dieser Position die Klitoris sowie die vordere Innenseite der Scheide ganz besonders. Noch besser wird das Vergnügen, wenn Sie den Oberkörper zurücklehnen und sich mit den Händen abstützen. Bei dieser tieferen Penetration wird nämlich auch der G-Punkt stimuliert.

♂ Was ER davon hat:

In dieser Position stecken Sie als Mann ganz schön tief drin – in der Frau versteht sich. Das allein ist schon ziemlich antörnend, sollte Sie aber nicht von weiteren Highlights abhalten. Umfassen Sie mit den Händen den Po Ihrer Partnerin, um so das Tempo der Auf- und Abbewegungen zu steuern und zu unterstützen. Wenn Sie dabei ihre Pobacken ein wenig auseinander ziehen, können Sie mit den Fingern auch ihren Anus streicheln. Übrigens, beugt die Frau den Oberkörper leicht nach hinten, verstärkt sich der erregende Druck auf den Penis und Sie können zudem wunderbar die Brüste Ihrer Liebsten massieren.

♡♡ Wie es für BEIDE noch schöner wird:

»Immer locker bleiben!«, lautet bei dieser Stellung die Devise. Denn sehen Sie das ganze als leidige Pflichtübung an, kann es schnell passieren, dass der Mann über heftige Wadenschmerzen oder gar Wadenkrämpfe klagt und das Vergnügen vorzeitig ein Ende haben muss. Halten Sie lieber zwischendurch mal inne und küssen Sie sich leidenschaftlich. So genießen Sie wirklich alle Vorteile dieser Face-to-Face-Position.

4. Die Hündchen-Nummer oder Doggy Style

So geht's:

Wenn Sie im Biologieunterricht gut aufgepasst haben, brauche ich Ihnen an dieser Stelle gar nicht viel zu erklären. Denn von der Maus bis hin zum Elefanten ist dies die gängige Position aller Säugetiere, so dass wir Menschen in guter Gesellschaft sind. Falls Sie jedoch im Unterricht geschlafen haben sollten, sei hier kurz erwähnt: Die Frau kniet auf allen vieren, der Mann lässt sich hinter ihr nieder und los geht's. Im Kamasutra heißt diese Stellung »Vereinigung nach Art der heiligen Kuh«. Gemeinhin werden alle Stellungen, bei denen der Mann von hinten eindringt, »a tergo« genannt.

Was SIE davon hat:

Fünf Vorteile, über die sich Frauen hier freuen dürfen: 1. Vom besten Stück des Mannes gibt es jeden Zentimeter – von der Eichel bis zum Anschlag! 2. Es kann so richtig fest zur Sache gehen, aber genauso gut kuschelig langsam sein. 3. Der Mann erdrückt sie nicht mit seinem vollen Gewicht. 4. Er hat beide Hände frei zum Streicheln und Verwöhnen. 5. Der G-Punkt wird bestens stimuliert.

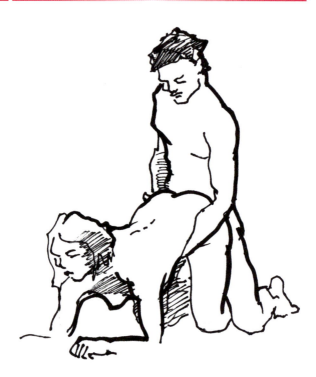

♂ Was ER davon hat:

Ein schöner Rücken kann auch entzücken! Überhaupt lockt diese Position mit prachtvollen weiblichen Hinter(n)ansichten und mal wieder geben Sie als Mann das Tempo an und bestimmen die Tiefe des Eindringens. Doch das ist noch lange nicht alles: Da Sie fast waagerecht in die Frau eintauchen – das erigierte Glied aber eigentlich eher nach oben steht –, wird der Penis leicht gebogen und Sie dürfen sich über einen erregenden Druck freuen.

 Wie es für BEIDE noch schöner wird:
Zunächst einmal sollten Sie einen bequemen, weichen Untergrund wählen. Denn legen Sie sich auf einer harten Unterlage so richtig ins Zeug, müssen Sie alle beide mit wunden Knien rechnen – und wer will das schon?.

Apropos »ins Zeug legen«: mit dem Gesäß ein bisschen vor und zurück wippen – damit ist es für die Herren nicht getan. Umfassen Sie während des Stoßens die Pobacken und/oder Hüften Ihrer Partnerin (ruhig etwas fester) und kneten Sie auch immer mal wieder leicht ihre Brüste. Sollten Sie zu denjenigen gehören, die der liebe Gott mit einigen Zentimetern mehr ausgestattet hat, seien Sie aber bitte vorsichtig. Es kann für Frauen ziemlich unangenehm und mitunter sogar schmerzhaft sein, wenn der Penis gegen den Muttermund stößt.

Allen Frauen sei dagegen ans Herz gelegt: Steht ihr Liebster auf Streicheleinheiten seiner Hoden, bietet diese Position die beste Gelegenheit dazu. Greifen Sie mit einem Arm durch Ihre Beine hindurch, massieren Sie leicht seine Hoden oder streicheln seine Peniswurzel.

5. Der Wackelpeter

⇨ **So geht's:**
Erst einmal nehmen Sie die Ausgangsposition wie beim Doggy Style (also Frau auf allen vieren, Mann dahinter) ein. Doch statt auf allen vieren knien zu blei-

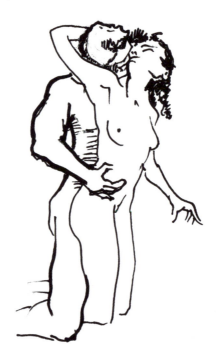

5. Der Wackelpeter

ben, hebt die Frau in dieser Position den Oberkörper und schmiegt sich an den Mann an.

♀ Was SIE davon hat:
Zwar verringert sich in dieser Position die Tiefe der Penetration, dafür gibt es jedoch intensiven Körperkontakt. Auch haben Sie als Frau nun beide Hände frei, um so zum Beispiel Ihren Busen zu streicheln oder intensiv Ihre Klitoris zu stimulieren.

Doch Achtung, diese Stellung trägt ihren Namen nicht ohne Grund: Zügeln Sie Ihren Liebsten bei seinen Stößen, sonst verlieren Sie schnell die Balance und landen wieder auf allen vieren.

♂ Was ER davon hat:
Tief, tiefer, am tiefsten?! Nicht in dieser Stellung. Doch statt sich darüber zu ärgern, genießen Sie lieber die körperliche Nähe zu Ihrer Partnerin. Wunderbar! Zumal sich der Scheideneingang bei dieser Position etwas enger schließt, wenn sich die Frau nach oben beugt und der Penis somit besser umschlossen wird.

Wie es für BEIDE noch schöner wird:
Liebkosen Sie sich gegenseitig mit den Händen und erkunden Sie gegenseitig ihre Körper – wo und wie auch immer. Ihrer Fantasie sind dabei keine Grenzen gesetzt.

6. Die Flanquette

⤳ So geht's:

Keine Panik! Der Name dieser Stellung kommt aus dem Französischen, heißt übersetzt so viel wie »Flanke« und klingt komplizierter, als die Angelegenheit letztlich ist. Liegt der Mann bei der Missionarsstellung mit beiden Beinen zwischen der Frau, hat er jetzt nur ein Bein zwischen denen der Partnerin und diese damit auch ein Bein zwischen denen des Mannes. Das Ganze funktioniert nicht nur, wenn die Frau auf dem Rücken liegt, sondern auch wenn es sich beide von Angesicht zu Angesicht in der Seitenlage bequem machen.

♀ Was SIE davon hat:

Kompliment! Die Franzosen wissen, was Frauen in Stimmung bringt. Neben einer tiefen Penetration, reibt der Oberschenkel des Mannes an der Klitoris sowie am Schambein der Frau und sorgt so für zusätzliche Stimulation.

♂ Was ER davon hat:

Die Vorlieben sind bekanntlich verschieden. Einige Männer empfinden die Berührung an ihren Hoden eher als unangenehm, für andere dagegen ist sie äußerst erregend. Zählen Sie, lieber Leser, zur letzteren Fraktion, ist die Flanquette-Position genau das Richtige für Sie. Denn in dieser Stellung reibt der Schenkel der Frau gegen Ihre Hoden.

 Wie es für BEIDE noch schöner wird:
Küssen ist erlaubt und bei dieser Face-to-Face-Stellung auch hervorragend möglich. Auch hier gilt: Genießen Sie den Anblick Ihres Partners und streicheln Sie ihn, wo immer Sie mögen.

7. Der Affe

So geht's:
Ein bisschen Abwechslung auf dem Bettlaken darf ruhig sein. Darum folgt jetzt eine Stellung aus der chinesischen Liebeswelt: Die Frau liegt auf dem Rücken und streckt die Beine gerade und parallel nach oben – als wollte sie eine »Kerze« machen. Dann kniet sich der Mann davor, umfasst mit der linken Hand die Fußgelenke der Frau, zieht die gestreckten Beine leicht nach oben, so dass ihr Po auf seinen Oberschenkeln ruht. Mit der rechten Hand kann er ihren Po dabei etwas abstützen. Dadurch hebt sich das Becken der Frau noch ein wenig mehr und der Mann kann bequem eindringen.

Übrigens, sollten Sie mit asiatischer Sexkunst nichts am Hut haben – diese Stellung ist hierzulande auch unter dem Namen »Orgelpfeife« bekannt.

♀ Was SIE davon hat:

Kein schwerer männlicher Körper ruht auf Ihnen, der G-Punkt wird stimuliert und dazu haben Sie volle Armfreiheit, um sich selbst am Busen streicheln zu können. Was will Frau mehr? Zumal es ziemlich erregend sein kann, dem Liebsten bei der Arbeit zuzusehen und zu beobachten, wie seine Erregung von Minute zu Minute steigt.

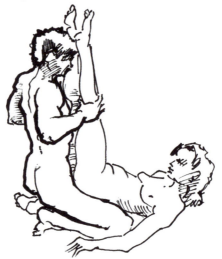

♂ Was ER davon hat:

Steuermänner vor! Auch in dieser Position gibt der Mann das Tempo an und bestimmt die Tiefe der Penetration. Mal bis zum Anschlag, dann wieder nur wenige Zentimeter – steigern Sie die Lustkurve, indem Sie variieren! Durch leichtes Hochziehen oder Absenken der geschlossenen Beine Ihrer Liebsten, verändern Sie zudem den Winkel beim Eindringen und können so unterschiedlich starken Druck auf Ihren Penis ausüben.

♡♡ Wie es für BEIDE noch schöner wird:

Meine Damen, denken Sie nicht nur an sich! Verwöhnen Sie auch den Mann mit Streicheleinheiten und fahren Sie zum Beispiel mit den Händen an seinem Oberschenkel auf und ab.

Allen Herren sei ans Herz gelegt: Wenn die Frau sicher auf Ihren Oberschenkeln ruht, stimulieren Sie mit der rechten Hand zwischendurch ihre Klitoris. Damit das Vergnügen ein bisschen enger wird, können Sie auch einfach einmal die Beine Ihrer Liebsten in der Luft überkreuzen. Dies ist besonders reizvoll für Männer mit einem etwas dünneren Penis.

Nur keine falsche Scham: Sich zum Affen zu machen kann richtig Spaß machen – vor allem zu zweit …

8. Der einfache Knoten

⇨ So geht's:

Von der chinesischen Liebeswelt können wir gleich einen Abstecher – im wahrsten Sinne des Wortes – zum Kamasutra machen! Doch bevor Sie, liebe Leser, jetzt aufstöhnen, nur die Ruhe: Ich verschone Sie mit Stellungen, die allein gelenkige Schlangenmenschen ausführen können. Bei der Position »Der einfache Knoten«, die zugegebenermaßen eher nach Segelhandwerk oder Krawattenbinden klingt, geht es recht simpel zu. So sitzt der Mann auf seinen Fersen und die Frau macht es sich mit dem Rücken zu ihm auf seinem Schoß gemütlich. Ihre Unterschenkel legt sie dabei nach hinten, neben die Waden des Mannes.

♀ Was SIE davon hat:

Na bitte, der G-Punkt wird gezielt stimuliert und Sie können diese Reibung sogar selbst noch intensivieren: Beugen Sie sich mit dem Oberkörper ab und an ein wenig nach vorne oder bewegen Sie Ihr Gesäß auf und ab. Möchten Sie dagegen lieber faulenzen und sich nicht bewegen, lassen Sie den Mann die Arbeit verrichten. Er stützt dann mit seinen Händen Ihren Po und lässt Sie hoch und runter gleiten. Versteht Ihr Partner sein Handwerk, wird er zusätzlich Ihre Schultern mit kleinen Küssen bedecken. Während all dem haben Sie die Hände frei und sollten dies auch nutzen. Verwöhnen Sie Ihren Busen mit sanften Streicheleinheiten und denken Sie auch an Ihre Klitoris, die Sie in dieser Position besonders gut stimulieren können.

♂ Was ER davon hat:

Übernimmt die Frau den aktiven Part – bewegt also das Gesäß auf und ab –, sind Sie als Mann fein raus und haben beide Hände frei, um damit den Körper Ihrer Liebsten zu erkunden. Massieren Sie ihren Busen, kneifen Sie sanft in ihre Brustwarzen, umfassen Sie ihre Hüften, pusten Sie ihr ins Ohr, liebkosen Sie ihren Mund oder lassen Sie die Gute an Ihren Fingern lecken und sich so langsam auf Hochtouren bringen.

♡♡ Wie es für BEIDE noch schöner wird:

Sowohl für Männlein wie Weiblein gilt: Nächstenliebe ist angesagt! Denken Sie nicht nur an sich, sondern verwöhnen Sie auch den anderen. So kommt der Mann mit seinen Händen von vorne gut zwischen die Beine der Frau und kann ihre Klitoris reiben. Ebenso ist es für die Frau ein Leichtes, sich zwischen die Beine zu greifen, um so sanft seine Peniswurzel und die Hoden zu massieren.

9. Der Schaukelstuhl

⇗ So geht's:

Achtung Männer, diese Stellung verlangt von Ihnen leichte akrobatische Künste. Dennoch ist sie absolut machbar – auch ohne goldenes Turnabzeichen. Sie müssen sich dabei zunächst auf den Rücken legen, die Beine hochnehmen und leicht anwinkeln. Danach setzt sich die Frau rittlings auf Sie, so dass Sie die Füße über die Schultern ihrer Partnerin legen können.

♀ Was SIE davon hat:

Tiefe Penetration plus ein wenig Schaukeln wie zu Kinderzeiten – so lässt es sich aushalten! Zudem können Sie als Frau durch Öffnen und Schließen Ihrer Schenkel die Stimulation des G-Punktes hervorragend beeinflussen.

♂ Was ER davon hat:

Sicher, es gibt angenehmere Positionen für Sie als Mann. Doch sehen Sie die Sache mal positiv: Bei dem leichten Vor- und Zurückwippen inklusive weiblichem Gewicht können Sie auf erregende Art Ihre Bauchmuskeln trainieren. Und das lohnt sich immer.

Wie es für BEIDE noch schöner wird:

Damit ein wenig Schwung in die Angelegenheit kommt, halten Sie sich gegenseitig an den Händen oder Handgelenken fest. Ferner gilt für die Männer: Bitte vorher Füße waschen! Es kann durchaus sein, dass die Partnerin an Ihren Zehen lutscht (ist mitunter sehr erregend) und dabei soll ihr schließlich nicht die Lust vergehen, oder?

10. Der Doppeldecker – Linie 1

So geht's:
Nach all der Akrobatik folgt jetzt eine Stellung mit hohem Entspannungsfaktor – der Doppeldecker, eine Variationsmöglichkeit zur Missionarsstellung. Dabei liegt die Frau auf dem Rücken, hat aber, im Gegensatz zur Missionarsstellung, die Beine nur ein wenig geöffnet.

Was SIE davon hat:
Zwar verhindert diese Position ein tiefes Eindringen, dafür spüren Sie als Frau den reibenden erigierten Penis zwischen den Schenkel und an der Klitoris. Einziger Nachteil: Sie müssen in dieser Stellung recht viel Gewicht aushalten.

♂ Was ER davon hat:

Die zusammengepressten Schenkel der Frau sorgen nicht nur für eine intensive Reibung am Penis – auch der Widerstand und die Enge können höchst erregend sein, denn es verlangt schon ein wenig Einsatz, bis Sie Ihr Ziel gefunden haben. Um die Partnerin zu necken und Ihrer beider Lust zu steigern, lassen Sie Ihren Penis langsam Zentimeter für Zentimeter zwischen ihren Schenkel auf und ab gleiten. So hat auch Ihre Eichel etwas von der intensiven Reibung.

♡♡ Wie es für BEIDE noch schöner wird:

Vergessen Sie bitte nicht das Küssen und Kuscheln und genießen Sie die besondere körperliche Nähe zueinander!

11. Der Doppeldecker – Linie 2

⇝ So geht's:

Haben Sie heute zufällig mal keine Lust auf Face-to-Face-Sex, möchten aber dennoch möglichst nicht auf körperliche Nähe verzichten? Dann gibt es eine hervorragende Stellung für Sie, die ich Ihnen hier kurz erklären möchte – und als Variante zur Missionarsstellung ist sie allemal erregend. Auch sie heißt »Doppeldecker« und geht folgendermaßen: Die Frau liegt auf dem Bauch, der Mann legt sich flach auf sie und dringt von hinten in sie ein.

♀ Was SIE davon hat:

Meine Damen, bitte jetzt nicht schimpfen! Einige Seiten weiter stelle ich Ihnen zwei »Doppeldecker«-Variationen vor, bei denen der Mann der Lastenträger ist. In dieser Position jedoch müssen Sie wieder die Körpermasse Ihres Liebsten aushalten. Deswegen sollten Sie aber nicht gleich abwinken. Viele Frauen erregt es, wenn sie fast wehrlos vom Mann genommen werden und sein Gewicht auf sich zu spüren. Natürlich ist dies nur wirklich prickelnd, wenn der Partner nicht satte 150 Kilo und mehr auf die Waage bringt. In solchen Fällen muss ich von dieser Doppeldeckerstellung abraten. Als Frau sind Sie sonst mehr damit beschäftigt,

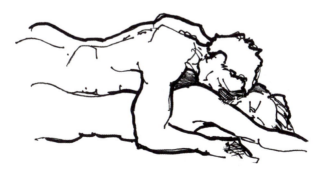

nach Luft zu ringen, und werden weniger sexuelle Freuden genießen können. Auch das Argument »toller intensiver Körperkontakt« kann in solchen Momenten kaum überzeugen.

♂ Was ER davon hat:

Mal ehrlich: Für Herrschaften mit einem eher kürzeren Penis ist diese Sexstellung weniger empfehlenswert. Denn hat die Dame ein üppiges Hinterteil zu bieten, werden Sie als Mann kaum jemals Ihr Ziel erreichen. Da müssen Sie sich schon auf den Spruch »Der Weg ist das Ziel« besinnen. Statt tief in die Frau eindringen zu können, erwartet den Penis zwischen den weiblichen Schenkeln eine besondere Enge und intensive Reibung.

♡ Wie es für BEIDE noch schöner wird:

Liebe Männer, bitte schonen Sie Ihre Herzdame ein wenig und legen Sie sich nicht mit dem vollen Gewicht auf sie! Geben Sie ihr den nötigen Freiraum, so dass sie den Oberkörper leicht anheben und/oder sich mit den Ellenbogen abstützen kann. Als Mann können Sie dann gut die Brüste der Frau massieren und ihren Nacken mit Küssen verwöhnen. Hebt die Frau ihr Becken zudem leicht an (Tipp: ein Kissen unterlegen, dann ist es noch gemütlicher), kommt der Mann mit seinen Fingern bestens an die Klitoris und kann dort stimulierende Handarbeit leisten.

12. Der Schmetterling

▷▷ **So geht's:**
Hier sollten Sie einmal tief durchatmen, bevor Sie starten! Denn diese Stellung ist wirklich etwas für Genießer, für Männer und Frauen, die es sich zu zweit einmal so richtig gut gehen lassen wollen. Dafür macht es sich die Frau in der Rückenlage bequem, nimmt ihre Beine gerade hoch und spreizt sie. Dann kniet sich der Mann vor sie. Er dringt ein, ergreift mit seinen Händen

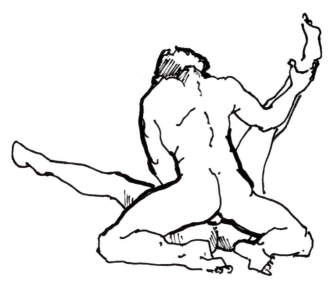

die Knöchel seiner Partnerin und öffnet die Beine – so weit wie es geht, also bis es der Frau angenehm ist. Dabei grätsch der Mann die Beine seiner Liebsten, so wie ein Schmetterling seine Flügel weitet. Das nur für den Fall, dass Sie sich gefragt haben, woher diese Stellung ihren Namen hat …

♀ Was SIE davon hat:

Fünf erregende Vorteile, warum Frauen diese Sexstellung eigentlich gar nicht ausschlagen können: 1. Sie haben beide Hände frei, um sich selbst an Busen und Klitoris streicheln zu können. 2. Sie können dem Mann dabei zuschauen, wie er die Lust erlebt. 3. Sie bekommen vom Mann jeden Zentimeter – mal ganz sanft, mal ganz hart. So wie sie es mögen! 4. Der G-Punkt wird bestens stimuliert. 5. Der Mann erdrückt sie nicht mit seinem vollen Gewicht.

♂ Was ER davon hat:

Die Möglichkeit, wunderbar tief einzudringen, und der freie Blick auf die geöffnete Vagina entschädigen Sie dafür, dass Sie als Mann mit Ihrem besten Stück nicht wirklich in die Enge getrieben werden. Zudem können Sie variieren – mal fester, mal sanfter zustoßen. Sie bestimmen das Tempo!

Kleiner Tipp: Damit es für Sie angenehmer wird und Sie die Intensität Ihrer Stöße besser steuern können, bitten Sie Ihre Partnerin bis zur Bettkante zu rutschen. Auch ein Sessel tut hierbei gute Dienste. Wichtig ist, dass die Frau mit dem Becken direkt an der Kante liegt. Sie knien dann auf dem Boden, haben somit einen festen Untergrund und geraten beim Eindringen nicht aus der Balance.

♥♥ Wie es für BEIDE noch schöner wird:

Indem der Mann die Beine seiner Partnerin im Wechsel ein wenig hochhebt, weiter grätscht und wieder schließt, verändert er den Druck auf seinen Penis. Doch auch für die Partnerin sind diese kleinen Turnübungen sehr angenehm, denn sie verändern die Penisreibung an der Scheidenwand sowie den Druck auf den G-Punkt.

13. Der Waffenstillstand

↪ So geht's:

Sie brauchen eine Atempause bis zur nächsten aufregenden akrobatischen Sexstellung? Oder haben Sie ein paar anstrengende Stunden im Job hinter sich, sind müde und möchten es daher insgesamt ein wenig langsamer angehen? Na bitte, dann ist der »Waffenstillstand« jetzt genau die richtige Position für Sie: Der

Mann macht es sich dabei in der stabilen Seitenlage bequem und stützt seinen Kopf ab. Die Frau legt sich frontal im 90-Grad-Winkel zu ihm auf den Rücken und rutscht mit ihrem Schoß an seinen heran. So kann der Mann eindringen, die Frau kann ihre Füße über seinen Po baumeln lassen …

Was SIE davon hat:

Abschalten, ausruhen und genießen! Kein erdrückendes Körpergewicht, keine Verrenkungen und auch kein heftiges Stoßen. Dafür versprechen die sanfte Reibung der Scheidenwand und leichte Stimulation des G-Punktes ein besonderes Wohlgefühl. Außerdem haben Sie als Frau beide Hände frei, um Ihren Busen und Ihre Brustwarzen zu streicheln, oder Sie suchen sich den Weg zwischen Ihre Beine hindurch und stimulieren Ihre Klitoris.

Was ER davon hat:

Abschalten, ausruhen und genießen! Auch als Mann müssen Sie sich hier nicht großartig anstrengen. Das Vor- und Zurückwippen schaffen Sie doch mit links, buchstäblich aus der Hüfte heraus! Zwar kommt es so nicht zu einer besonders tiefen Penetration, dafür reiben die zusammengepressten Oberschenkel sanft an Ihren Hoden und bescheren dem Penis einen zusätzlichen Gegendruck.

💕 Wie es für BEIDE noch schöner wird:

Gönnen Sie sich ruhig diese kuschelige Auszeit und genießen Sie dabei den intensiven Augenkontakt zum Partner. Sie können sich in dieser Position auch gut miteinander unterhalten oder scherzen – ein schönes Zeichen der Verbundenheit.

Als Mann sollten Sie zudem Ihre Liebste mit Streicheleinheiten verwöhnen. Die Klitoris dürften Sie mit der freien Hand gut erreichen, ebenso den Venushügel und die Oberschenkelinnenseiten – Sie werden es nicht bereuen.

Als Frau verändern Sie durch leichtes Öffnen und Schließen der Beine immer wieder den Druck auf den Penis, was der Mann besonders erregend finden wird.

14. Die Schubkarre

💭 So geht's:

Erinnern Sie sich noch an das Kinderspiel »Schubkarre«? Dann wissen Sie ja, was bei dieser Position zu tun ist. Verbrachten Sie aber früher die Zeit nur im Sandkasten und haben Kuchen gebacken, erwähne ich schnell noch einmal: Zuerst kniet sich die Partnerin auf alle viere, dann kniet sich der Mann zwischen ihre

Schenkel, umfasst die Beine, hebt diese waagerecht hoch und dringt von hinten ein.

♀ Was SIE davon hat:

Zugegeben: Es gibt bequemere Positionen. Doch die »Tiefenwirkung« dieser Stellung, lässt Sie als Frau bestimmt schnell die missliche Ausgangslage vergessen. Kein Zentimeter der männlichen Pracht wird verschenkt und überdies wird der G-Punkt besonders gut stimuliert. Falls Sie übrigens nicht so gut in Sachen Liegestütze sind und immer wieder in den Armen einsacken, quälen Sie sich nicht weiter. Stützen Sie sich einfach auf die Ellenbogen auf.

♂ Was ER davon hat:

Sie können sich das Geld fürs Fitnessstudio getrost sparen. Um Bizeps und Trizeps zu trainieren, brauchen Sie nämlich keine Hanteln. Probieren Sie es einfach öfter einmal mit der »Schubkarre«. Denn die Beine der Partnerin zu halten und dabei eine ordentliche Stoßkraft zu entwickeln, ist eine echte Herausforderung – keine leichte Aufgabe also.

Sollte Ihnen diese Angelegenheit auf dem Bett oder Teppich zu wackelig sein und Sie verlieren ständig die Balance, gibt es eine Variationsmöglichkeit: Ihre Partnerin kniet fast unmittelbar an der Bettkante. Sie stehen dahinter, mit beiden Beinen fest auf dem Boden und ergreifen so die Beine der Frau. Dies funktioniert allerdings nur dann gut, wenn Sie nicht gerade zwei Meter groß sind. Aber Ihre Liebste wird schon Alarm schlagen, wenn sie kopfüber in der Luft baumelt.

♥♥ Wie es für BEIDE noch schöner wird:

Möchten Sie diese Position auf einem Holzfußboden oder Fliesen ausprobieren, sollte sich die Frau besser Kissen unter die Ellenbogen legen. So ist es weicher und es besteht kaum Gefahr, dass sich die Frau bereits nach Sekunden über wunde Stellen beschwert.

Sollten Sie dann nach einigen Malen eine neue Herausforderung suchen – kein Problem. Versuchen Sie einfach als Mann zwischendurch die Beine der Frau ein wenig anzuheben oder leicht abzusenken. So verändern Sie den Winkel beim Eindringen und üben unterschiedlichen Druck auf den Penis und auch die Scheidenwand aus.

15. Die flammende Kerze

⇉ **So geht's:**

Ausgewogen sollte ein Fitnessprogramm schon sein. Darum: Konnten die Männer bei der »Schubkarre« etwas für die Arme tun, kommt jetzt die Beinmuskulatur zum Zuge. Dafür legt sich die Frau auf den Rücken. Sie macht eine »Kerze«, so dass sie nur noch auf Schultern und Oberarmen liegt. Der Mann stellt sich zwischen ihre Beine, umfasst ein Bein am Oberschenkel, dringt schräg von oben ein und geht dabei leicht in die Knie. Um die Position zu stabilisieren, hält sich die Frau an den Knien des Mannes fest.

♀ **Was SIE davon hat:**

Liebe Leserin, wenn Sie experimentierfreudig sind und gerne an Ihre Grenzen gehen, wird diese Stellung Sie mit Sicherheit begeistern. Mögen Sie es dagegen entspannter, winken Sie besser ab, sobald Ihnen Ihr Partner die »flammende Kerze« vorschlägt.

♂ **Was ER davon hat:**

Bodybuilder werden angesichts der erotischen Trainingstunde für Waden- und Armmuskulatur begeistert sein. Achten Sie jedoch darauf, dass Ihnen Ihre Liebs-

15. Die flammende Kerze

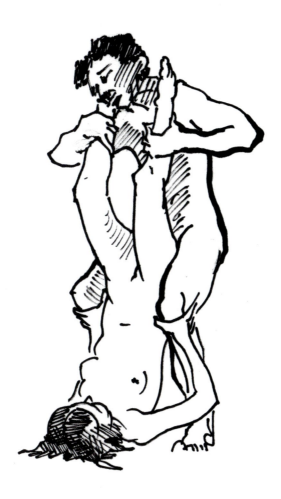

te nicht abrupt wegsackt. Denn sind Sie einmal vereint, könnte ein solcher Ausrutscher äußerst schmerzhaft für Ihren Penis sein.

 Wie es für BEIDE noch schöner wird:
Stellen Sie vorher zwei Flaschen Wasser bereit. Denn bei dieser Position kommen beide – Mann und Frau – schnell ins Schwitzten.

16. Die Wiege

 So geht's:
Lust auf Gemütlichkeit? Dann probieren Sie einmal die »Wiegenstellung«. Dabei sitzen sich Mann und Frau zunächst dicht gegenüber. Dann legt die Frau ihre Beine über die des Mannes und beide verschränken ihre Beine dann hinter dem Rücken des anderen.

Was SIE davon hat:
Der erste Eindruck täuscht! Zwar kommt es in dieser Stellung zu keiner tiefen Penetration, dafür sind Sie Ihrem Liebsten jedoch besonders nahe, können ihm in die Augen sehen, ihn umarmen und küssen. Tipp: Legen Sie sich ein Kissen unter den Po! Damit erhöht

sich Ihr Becken, der Mann kann bequemer eindringen und rutscht nicht gleich bei jeder ekstatischen Bewegung wieder heraus.

♂ Was ER davon hat:

Diese Stellung ist die Chance für Sie, Ihrer Partnerin zu zeigen, dass Männer auch genießen können! So landen zwar nicht alle Zentimeter Ihres Prachtstückes in ihr, dafür gibt es jedoch kuscheligen Körperkontakt plus freien Blick auf die wippenden Brüste der Frau – garantiert ein lohnender Anblick.

♥♥ Wie es für BEIDE noch schöner wird:

Umfassen Sie sich gegenseitig an den Handgelenken und lassen Sie sich so weit nach hinten sinken, bis die Arme gestreckt sind. Sie können so besser das Gleichgewicht halten und rutschen mit den Gesäßen weiter zusammen. Logische Folge: Die Vereinigung wird noch intensiver.

17. Die Schildkröte

⇨ **So geht's:**

Nicht nur Reptilienliebhaber werden dieser Stellung ihren Reiz abgewinnen. Auch wer sonst um Schildkröten einen Bogen macht, sollte durchaus einen Versuch wagen. Es lohnt sich! Bei dieser Position legt sich die Frau auf den Rücken und zieht ihre Knie an den Oberkörper. Dadurch schiebt sie dem Mann ihr Becken entgegen. Der Mann nimmt diese Einladung dankend an, dringt in sie ein und legt sich auf die Frau. Mit dem Oberkörper drückt er dabei auf die Knie und Unterschenkel seiner Partnerin.

♀ **Was SIE davon hat:**

Um ehrlich zu sein: Es gibt bequemere Positionen. Manch eine Frau wird sich wie ein geschnürtes Paket vorkommen – und das durchaus zu Recht! Doch langsam, meine Damen, diese Stellung hat auch ihre Vorteile. So wird der G-Punkt gut stimuliert und Sie können Ihrem Partner in die Augen schauen. Dieses Beobachten kann sehr erregend sein, gerade wenn der Mann seinen Orgasmus erlebt. Wichtig ist allerdings, dass Sie nicht verkrampfen. Genießen Sie die tiefe Penetration und entspannen Sie sich. Andernfalls riskieren Sie einen schmerzhaften Wadenkrampf und das

17. Die Schildkröte

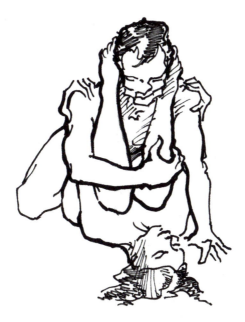

Vergnügen ist vorbei, bevor überhaupt einer von Ihnen einen Höhepunkt erlebt hat. Und das wäre wirklich zu schade …

♂ Was ER davon hat:
Es ist schon ein wenig ungerecht: Während Ihre Partnerin zusammengedrückt auf dem Rücken liegt, wartet auf Sie als Mann ein herrlich tiefes Eintauchen. Indem Sie mit Ihrem Oberkörper ein wenig auf und ab wip-

pen, verändern Sie zudem leicht den Winkel des Eindringens und üben unterschiedlichen Druck auf Ihren Penis aus. Doch werden Sie bei alledem bitte nicht zu übermütig! Denken Sie vielmehr auch an das »Päckchen« unter Ihnen …

Wie es für BEIDE noch schöner wird:

Für alle Männer gilt: Legen Sie sich bitte nicht mit vollem Körpergewicht auf Ihre Partnerin. Das raubt der Guten schnell den Atem und sorgt zudem für heftige Schmerzen in den Oberschenkeln. Stützen Sie sich besser zwischendurch immer mal wieder mit den Armen ein wenig ab. Zudem können Sie Abwechslung ins Spiel bringen, indem Sie Ihren Penis zwischendurch ganz bewusst aus der Vagina ziehen und damit die Klitoris massieren.

Für alle Frauen gilt: Relaxen Sie, und wenn der Mann es mag, greifen Sie mit den Händen entlang ihres Oberkörpers und streicheln Sie von unten seine Peniswurzel sowie die Hoden.

PS: Aufgrund der etwas misslichen Rückenlage der Frau, wird diese Position auch »Käferstellung« genannt.

18. Die Wiener Auster

⤳ So geht's:

Variante 1: Die Frau legt sich auf den Rücken, nimmt ihre Beine über den Kopf nach hinten und überkreuzt dort ihre Füße. Oh ja, liebe Leserinnen und Leser, Sie haben durchaus richtig gehört: Im Idealfall schafft es die Frau tatsächlich, ihre Füße hinterm Kopf zu kreuzen. Der Mann kniet sich dann vor die Frau, dringt in sie ein und umfasst dabei ihre Fußgelenke.

Sollten Sie jetzt schon bei der bloßen Vorstellung abwinken, sei hier für weniger gelenkige Damen die Variante 2 erklärt: Die Frau legt sich auf den Rücken, zieht die Knie wenigstens bis zu ihren Schultern hoch und überkreuzt dann ihre in der Luft baumelnden Füße. Auch in diesem Fall kniet sich der Mann wieder vor sie, dringt in sie ein und umfasst dabei ihre Fußgelenke.

♀ Was SIE davon hat:

Achtung! Falls Sie bereits nach der leichtesten sportlichen Betätigung tagelang über Muskelkater klagen, verzichten Sie besser auf die »Wiener Auster«. Denn sie macht nur gelenkigen Frauen wirklich Spaß. Den anderen wird diese Position mehr wie Nachsitzen im Turnunterricht vorkommen, und sie sind froh, wenn die Sache vorbei ist. Gehören Sie aber tatsächlich zu den äußerst biegsamen Damen, können Sie mit den Fingern zusätzlich Ihre Klitoris sanft verwöhnen.

♂ Was ER davon hat:

Einer geht noch, einer geht noch rein – und damit wir uns nicht falsch verstehen: Ich meine die Zentimeter Ihres Penis. Der kommt in dieser Position nämlich in voller Länge zum Zuge. Doch versuchen Sie bitte nicht, die tiefe Penetration um jeden Preis zu erzwingen. Ihre Partnerin muss die Stellung von sich aus und ohne Probleme einnehmen können. Ansonsten bereitet es ihr nämlich kein Vergnügen und Ihnen dürfte Selbiges bei den Beschwerden Ihrer Liebsten wohl auch schnell vergehen.

♡♡ Wie es für BEIDE noch schöner wird:

Liebe machen hat nichts mit Egoismus zu tun! Vielmehr gilt es, die Wünsche des Partners zu respektieren und vorher darüber zu reden! Dies ist eines der obersten Gebote beim Sex. Denn was dem einen Freude bereitet, kann dem anderen mitunter Schmerzen verursachen. Diese Position geht unter Umständen an ihre körperlichen Grenzen. Daher sollte ohne Wenn und Aber klar sein: Sobald die Frau nicht mehr kann, bitte sofort aufhören! Schließlich gibt es noch unendlich viele andere Stellungen – allein 49 weitere in diesem Buch.

19. Das Akkordeon

⟫ So geht's:

Die Entdecker der einzelnen Sexstellungen haben ganze Arbeit geleistet. Nicht so atemraubend wie die »Schildkröte« und nicht so extravagant wie die »Wiener Auster« präsentiert sich das »Akkordeon« als eine gelungene Variante zu den beiden Positionen. Dafür legt sich die Frau auf den Rücken und zieht die Beine an den Oberkörper. Ist der Mann in sie eingedrungen, lässt sie ganz bequem ihre Beine über die Schultern ihres Partners baumeln.

♀ Was SIE davon hat:

Mehr Raum zum Atmen plus ein niedrigeres Risiko, sich einen Wadenkrampf einzufangen. Zudem dürfen Sie sich über eine tiefe Penetration und eine gehörigen Stimulation des G-Punktes freuen.

♂ Was ER davon hat:

Treffer versenkt! Indem Sie die Oberschenkel Ihrer Liebsten umgreifen und an sich ziehen, können Sie noch mehr Druck bei der Penetration erzeugen und bringen so auch den letzten Zentimeter Ihres Penis ins Warme.

Wie es für BEIDE noch schöner wird:
Meine Herren, lehnen Sie sich bitte nicht mit Ihrem ganzen Gewicht auf Ihre Partnerin. Das mag zwar recht gemütlich für Sie sein, doch diese Position trägt ihren Namen nicht ohne Grund: Schnell fühlt sich eine Frau angesichts der erdrückenden Körpermasse wie ein zusammengefaltetes Akkordeon …

20. Die X-Stellung

So geht's:
Wundern Sie sich bitte nicht über diesen seltsamen Namen für eine Sexposition. Die Aufklärung gibt es einige Zeilen später. Zunächst legt sich der Mann auf den Rücken, streckt die Beine aus und spreizt sie. Dann legt sich die Frau mit dem Bauch nach unten entgegensetzt auf ihn, lässt den Penis in sich hineingleiten und spreizt ihre Beine neben den Oberkörper des Mannes. Die Beine der Partner bilden nun ein »X« – damit wäre dann wohl auch die Namensgebung geklärt.

 Was SIE davon hat:
Na bitte, es geht doch: Bei dieser Position bestimmt (endlich einmal) die Frau durch ihre Beckenbewegungen das Tempo und die Tiefe der Penetration.

♂ **Was ER davon hat:**

Die garantiert prächtige Aussicht auf den Po der Partnerin sowie eine angenehm erregende Biegung des Penis entschädigen dafür, dass Sie in diesem Fall der Unterlegene sind. Zudem können Sie mit Ihren Händen den empfindsamen Anus der Frau sanft streicheln (Anmerkung: Bitte erst vorsichtig ausprobieren, denn nicht alle Frauen stehen darauf!)

♡♡ **Wie es für BEIDE noch schöner wird:**

Nach dem ersten Genießen in dieser Position sollten Sie wissen: Die »X-Stellung« ist ein hervorragender Ausgangspunkt für andere Positionen. Welche genau, verrate ich Ihnen auf den folgenden Seiten.

21. Die Reiterstellung

⟫ **So geht's:**

Ein bekanntes Sprichwort lautet »Das Glück dieser Erde liegt auf dem Rücken der Pferde!« – davon angespornt, stürmen kleine Mädchen reihenweise in die Stallboxen, kratzen Hufe aus, putzen Sattelzeug und verteilen an ihre großen vierbeinigen Freunde eifrig Streicheleinheiten. Schöööön! Und so bleibt es auch. Denn Jahre später, wenn aus den kleinen Mädchen erwachsene Frauen geworden sind, ist der geeignete Ersatz für den Pferderücken schnell gefunden – der Mann!! Dieser legt sich auf den Rücken, die Frau sitzt mit gespreizten Beinen auf und los geht's im Galopp …

 Was SIE davon hat:

Nicht traurig sein! Zwar ist ein Mann lange nicht so kuschelig weich wie ein Pferd – außer Ihr Liebster hat eine Ganzkörperbehaarung –, dafür haben Sie hier die Zügel in der Hand. Etliche Frauen erregt allein schon die Tatsache, dass sie die Dominante spielen können. Während der Partner zwischen ihren Beinen eingeklemmt ist, geben sie das Tempo vor und bestimmen durch Auf- und Absenken des Beckens, wie tief der Pe-

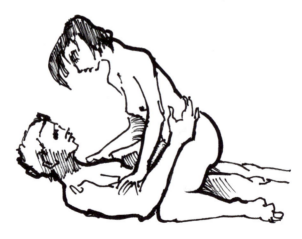

nis eindringen soll. Doch damit nicht genug der Vorteile dieser erotischen Reitstunde! Ganz aufgesessen, können Sie sich am Schambein des Mannes reiben und so die Klitoris stimulieren. Indem sie nun den Oberkörper vor und zurück beugen, verändern Sie den Stoßwinkel und reizen dadurch immer wieder den G-Punkt.

PS: Wie ein Pferd, so freut sich auch ein Mann zwischendurch über Streicheleinheiten. Kraulen Sie seine Brust und/oder greifen Sie hinter sich und streicheln sanft die Peniswurzel und Hoden.

♂ Was ER davon hat:

Müde? Ausgelaugt? Keine Lust auf großartige Körperertüchtigung? Wenn die Partnerin trotzdem Sex möchte, manövrieren Sie die Gute schleunigst in die Reiterposition. Während die Frau Tempo und Tiefe der Penetration vorgibt, können Sie den Ausblick auf ihre Brüste genießen – anfassen erlaubt und erwünscht! Einige Etagen tiefer wartet zudem die Klitoris auf Sie. Auch hier gilt: streicheln erlaubt und erwünscht!

♡♡ Wie es für BEIDE noch schöner wird:

Eine kurze Pause tut jedem Ausritt gut. Darum, meine Damen, sitzen Sie zwischendurch leicht ab, nehmen den Penis in die Hand und stimulieren damit Ihre Klitoris. Auch der Mann wird sich darüber freuen, stimulieren Sie dabei außerdem seine Eichel.

22. Die verwegene Reiterin

⇉ So geht's:

Na, sind Sie auf den Geschmack gekommen? Oder vielleicht sollte ich besser fragen: Sind Sie aufs Pferd gekommen? Wunderbar, dann sollten Sie unbedingt auch diese Position ausprobieren: Der Mann liegt wieder auf dem Rücken. Die Frau steigt breitbeinig auf, diesmal aber verkehrt herum – also mit dem Rücken zum Partner.

♀ Was SIE davon hat:

Dies ist eine gute Stellung für alle Frauen, die gerne selbst Hand an sich legen. In dieser Position können sie hervorragend an ihren Brüsten und ihrer Klitoris herumspielen – ohne dass ihnen der Mann dabei auf die Finger schaut. Dies nur als kleine Anmerkung für alle, die sich (leider) schämen, sich vor Ihrem Partner zu streicheln. Doch nicht nur die eigenen erogenen Zonen lassen sich in dieser Stellung hervorragend verwöhnen. Wenn der Mann die Beine leicht spreizt, können Sie die Innenseiten seiner Oberschenkel, den Anus sowie Penisansatz und Hoden sanft streicheln. Doch vergessen Sie, liebe Leserinnen, bei alledem eines nicht: Sie sind es, die auch die Intensität der Penetration steuert. Darum im Beckenbereich immer schön in Bewegung bleiben …

22. Die verwegene Reiterin

♂ Was ER davon hat:

Genießen Sie bitte nicht nur den freien Blick auf den Po Ihrer Partnerin, sondern legen Sie dort auch Hand an. Wenn die Frau es mag, stimulieren Sie ihren Anus und lassen Sie ruhig auch einmal einen Finger darin verschwinden (aber bitte sanft vortasten: Nicht alle Frauen mögen das, einige finden es eher unanständig!). Zusätzlich reizvoll ist für den Mann, wenn die Frau sich leicht nach vorne beugt und so den Gegendruck auf den Penis erhöht.

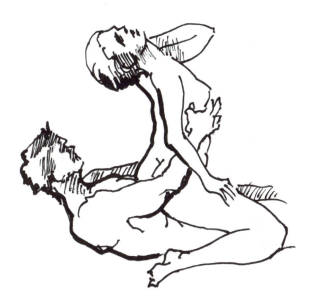

Wie es für BEIDE noch schöner wird:
Meine Herren, bitte beachten Sie in Ihrem eigenen Interesse: Zügeln Sie notfalls Ihre Partnerin! Falls diese es übertreibt, Sie aus Versehen für ein Pony hält und vergnügt wild auf und ab hüpft, ziehen Sie die Notbremse. Denn schon ein unachtsames Hoch und Runter kann für Sie einen schmerzhaften Penisbruch zur Folge haben. Sollte das passieren, sollten Sie sofort den Notarzt rufen. Eine Operation ist zwar keine schöne Angelegenheit, jedoch verhindert sie bleibende Schäden wie Verkrümmungen oder Erektionsstörungen. Danach heißt es dann für Sie und Ihre Liebste: erst einmal sechs Wochen Schonfrist.

Und für Sie, meine Damen, gilt: Auch in dieser Reiterposition sollten Sie zwischendurch mit Ihrem Becken einmal etwas höher gehen, um mit dem Penis Ihre Klitoris zu verwöhnen. Die Stimulation für die Eichel ist dabei inklusive.

23. Der Doppeldecker – Linie 3

So geht's:
Falls Sie dieses Buch Seite für Seite von vorne bis hinten durchlesen, sollten sich alle Männer mittlerweile an die Rückenlage gewöhnt haben. Darum: Der Mann

23. Der Doppeldecker – Linie 3

liegt wieder auf dem Rücken, die Frau macht es sich auf ihm gemütlich. Entweder legt sie sich gleich mit dem Rücken auf den Mann oder aber sie sitzt zunächst wie bei der »verwegenen Reiterin« verkehrt herum auf und lehnt dann den Oberkörper nach hinten. Um das Becken besser bewegen zu können, stützt die Frau ihre Füße und Unterarme auf.

♀ Was SIE davon hat:
Erinnern Sie sich, meine Damen? Ich habe Ihnen zwei Doppeldeckernummern versprochen, bei denen Sie von seinem nicht unerheblichen Körpergewicht verschont bleiben. Und ich halte mein Versprechen! In dieser Position liegen Sie oben, und wenn Sie sich nur mit einem Arm abstützen, haben Sie eine Hand frei, um Ihre Klitoris zu streicheln.

♂ Was ER davon hat:
Alle Busenliebhaber kommen bei dieser Stellung voll auf ihre Kosten. Sogar mit beiden Händen können Sie hervorragend die Brüste Ihrer Liebsten massieren.

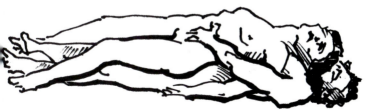

Wie es für BEIDE noch schöner wird:
Sex ist kein Hochleistungssport! Wenn Sie meinen, es müsse stets heftig und tief zur Sache gehen, rutscht der Penis in dieser Position leicht mal heraus. Schalten Sie daher um auf »Zeitlupentempo« und genießen Sie die Nähe zueinander.

24. Der Doppeldecker – Linie 4

So geht's:
Aller guten Dinge können auch ruhig einmal »vier« sein. Nachdem ich Ihnen bereits drei »Doppeldecker« vorgestellte habe, folgt nun der letzte. Dabei liegt der Mann auf dem Rücken und streckt alle viere von sich. Dann legt sich die Frau von Angesicht zu Angesicht flach auf ihn.

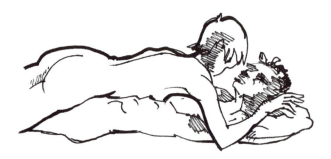

♀ Was SIE davon hat:

Wenn Ihr Partner 1,95 Meter groß ist und Sie als Frau nur knapp 1,55 Meter messen, dann ist diese Stellung wie für Sie gemacht und lässt Sie die »Missionarsstellung« vergessen, wo die Brust des Mannes irgendwo auf Ihrem Gesicht liegt. Bei dieser Doppeldeckernummer zieht garantiert keiner den Kürzeren. Als Frau steuern Sie mit reibenden Bewegungen Ihres gesamten Körpers das Geschehen. Wenn Sie Ihr Becken leicht anheben und absenken, bestimmen Sie zudem, wie tief er eindringt.

♂ Was ER davon hat:

Durch die zusammengepressten Beine der Frau wird das Eindringen eine enge, reizvolle Angelegenheit. Das Reiben der Oberschenkel am Penis zusätzlich zum intensiven Körperkontakt sollten Sie sich nicht entgehen lassen.

♡♡ Wie es für BEIDE noch schöner wird:

Das Vergnügen spielt sich nicht nur im Beckenbereich ab! In dieser Position haben beide Partner die Möglichkeit, den anderen ausgiebig zu streicheln und zu küssen. Also tun Sie es!

25. Die Bambusspalte

⤳ So geht's:

Eines muss man dem Kamasutra ja lassen: Unter all den Sexstellungen, von denen etliche nur für Schlangenmenschen gemacht zu sein scheinen, verstecken sich auch ein paar wahre Schätzchen. Eines davon ist die »Bambusspalte«. Dabei liegt die Frau auf dem Rücken, der Mann kniet sich zwischen ihre Beine. Dann stützt die Frau eines ihrer Beine auf die Schulter des Mannes, das andere lässt sie wahlweise ausgestreckt liegen oder stellt es leicht auf. Welches Bein die Frau anfangs auf seine Schulter legt, ist egal, denn sie wechselt sowieso ständig die Position: Mal liegt das rechte Bein auf der rechten Schulter des Mannes, dann das linke Bein auf der linken Schulter und so weiter und so fort …

♀ Was SIE davon hat:

Keine Panik! Was zunächst nach einer anstrengenden Turnübung klingt, erledigt sich in der Praxis wie von selbst. Wie oft und wie schnell Sie die Beine wechseln, bleibt Ihnen selbst überlassen. Ob im Sekundentakt, im Minutentakt oder alle zehn Minuten – ganz wie es Ihnen gefällt, schließlich steht das Vergnügen im Vordergrund. Und davon gibt es in dieser Stellung eine Menge: Der Mann kann tief eindringen, der G-Punkt wird stimuliert und kein erdrückendes Körpergewicht mindert den Spaß.

 Was ER davon hat:
Bei dieser Stellung sind es einmal mehr die Herren der Schöpfung, die den Ton angeben. Sie bestimmen die Schnelligkeit der Stöße sowie die Tiefe der Penetration. Kleiner Tipp: Halten Sie sich mit den Händen am Oberschenkel des auf Ihrer Schulter ruhenden Beines fest. So können Sie kraftvoller eintauchen und ziehen mit jedem Stoß das Becken der Frau noch näher an sich heran. Freuen dürfen Sie sich zudem, wenn Ihre Partnerin die Beinstellung wechselt. Dadurch verändert Ihre Liebste nämlich immer wieder den Druck auf Ihren Penis.

 Wie es für BEIDE noch schöner wird:
Für die Männer gilt: Nichts da mit Augen zu und durch! Genießen Sie den freien Blick auf die Frau, und wenn diese die Beine im Wechsel grätscht, dann auch auf ihre Vagina. Zudem können Sie zwischendurch die Klitoris Ihrer Liebsten stimulieren.

Allen Frauen sei gesagt: Wird Ihnen das Beinchen-Wechsel-Dich-Spiel auf Dauer zu anstrengend und/oder zu langweilig, verweilen Sie ruhig in einer Position und lassen sich vom tief eindringenden Mann verwöhnen. Als Dankeschön belohnen Sie ihn nach dem Sex mit einer sanften Rückenmassage.

26. Das umgekippte Päckchen

⇨ So geht's:

Es ist doch wie verhext: Für einige der besten Sexstellungen gibt es einfach keinen angemessen schönen Namen. Oder wie nennen Sie die Position, bei der die Frau auf dem Rücken liegt, die leicht angewinkelten Beine zusammengepresst zu einer Seite wegkippen lässt und der Mann vor ihrem Schoß kniet und eindringt? Von mir aus können wir das Ganze auch »Beckenschraube mit Beinwinkler« nennen oder »aufgelockerte Embryostellung« – aber ich denke, ich schließe mich am besten Goethe an, der schon im *Faust* schrieb: »Name ist Schall und Rauch …«

Denn viel wichtiger als die Bezeichnung für eine Stellung ist schließlich die Frage, ob sie gut ist oder nicht. Und das klären wir jetzt …

♀ Was SIE davon hat:

Herrlich! Kein schweres männliches Gewicht, das Sie, meine Damen, erdrückt. Der Mann dringt tief ein, während Sie sich selbst mit den Händen an Busen und Klitoris verwöhnen können. Kleiner Tipp: Heben Sie das obere angewinkelte Bein leicht an. Der Mann stößt dann mit seinem harten Schambein immer wieder direkt an die Vagina – sehr erregend.

26. Das umgekippte Päckchen

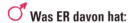 **Was ER davon hat:**

Schon wieder Pech im Lotto gehabt? Ärgern Sie sich nicht, meine Herren. Diese Position ist so etwas wie ein Sechser im Lotto. Zwar gibt's kein Bargeld, dafür werden Sie mit reichlich Vergnügen entlohnt. Zum einen bestimmen Sie selbst, wie tief und schnell Sie eindringen. Zum anderen können Sie Ihrer Partnerin zusehen, wie diese sich streichelt. Kleiner Tipp: Umfassen Sie den oben liegen Oberschenkel der Frau. So haben Sie beim Stoßen mehr Halt, können Ihre Liebste näher an sich ziehen und somit auch den letzten Zentimeter Ihres besten Stücks in ihr versenken.

 Wie es für BEIDE noch schöner wird:

Nicht so hastig! Der Mann sollte seinem Penis immer mal wieder eine kleine Pause gönnen und mit der Eichel an der Vagina auf und ab gleiten. Das ist doppelt gut, denn sowohl Penisspitze als auch Klitoris kommen dabei voll auf ihre Kosten. Die Frau hat außerdem die Chance, mit ihren Fingern ins Geschehen einzugreifen. Wenn sie ihre Hand ihren Rücken entlanggleiten lässt, kann sie gut mit dem einen oder anderen Finger selbst eindringen, dem Penis dabei ein wenig Gesellschaft leisten – schön eng! – und ihn so sanft massieren.

27. Die Neunundsechzig – 69

⮞ So geht's:
Rein, raus, Licht aus? Nicht in dieser Stellung! Zwar muss sich das männliche Prachtstück in seinem Sturm- und Drangverhalten zügeln, darf sich dafür in dieser Position aber auf feucht-warme Verwöhnung freuen. Doch was schreibe ich und schreibe ich? Lieber schreite ich zur Tat, auch wenn den meisten die »69« gut bekannt sein dürfte. Nur für alle Neulinge in puncto Sex erwähne ich kurz: Es geht um gegenseitige orale Befriedigung. Und oral heißt, mit dem Mund aktiv zu werden.

Variante 1: Der Mann liegt auf dem Rücken und die Frau kniet auf allen vieren verkehrt herum über ihm.

Variante 2: Die Frau liegt auf dem Rücken und der Mann kniet auf allen vieren verkehrt herum über ihr.

Wer sich in Rücklage begeben darf, können Sie als Paar frei entscheiden. Die Hauptsache ist, dass ein jeder Partner zwischen den Beinen des anderen abtauchen kann. Und dann heißt es: Mund auf, Zunge raus und los …

 Was SIE davon hat:
Es klingt verlockend: Ausgiebige Züngelspiele an der Klitoris, dazu sanftes Saugen plus kleinere Massageeinheiten mit den Fingern – herrlich! Leider hat dieses Ver-

gnügen jedoch auch seine Schattenseiten. Liegen Sie als Frau oben, müssen Sie sich mit den Händen oder Ellenbogen abstützen. Das hört sich nicht weiter dramatisch an, doch stellen Sie sich einmal vor, Sie verlässt vor lauter Ekstase die Kraft und Sie sacken hernieder? Die umgekehrte Variante, bei der Sie unten liegen, birgt ein ähnliches Problem: Was, wenn beim Mann die Muskeln versagen und er sich einfach während des Vergnügens fallen lässt – na prost Mahlzeit! Versuchen Sie dann wenigstens den Beißreflex zu unterdrücken …

♂ Was ER davon hat:

Falls Sie, meine Herren, die vorherigen Zeilen gelesen haben, werden Sie jetzt wohl um Ihr kostbarstes Stück bangen. Darum lesen Sie am besten schnell weiter. Es gibt schließlich für alles eine Lösung!

💕 Wie es für BEIDE noch schöner wird:

Um den Notarzt nicht unnötig zu strapazieren, legen Sie sich einfach auf die Seite. Damit spreche ich sowohl die Frau wie auch den Mann an. Beide Partner liegen auf der Seite, wieder verkehrt zueinander, so dass jeder mit dem Mund an der richtigen Stelle zum Einsatz kommen kann. Und apropos »Einsatz«: lecken, saugen, leicht knabbern – alles wunderbar. Tabu ist »beißen« und Herren sollten wissen: Bitte nicht in die Vagina blasen! Dies kann eine tödliche Luftembolie auslösen.

28. Das zugewandte Löffelchen

⤳ So geht's:

Blättern Sie schnell einige Seiten zurück und sehen Sie noch einmal nach, wie die »Löffelchenstellung« funktioniert. Haben Sie die genau vor Augen, dürfte für das »zugewandte Löffelchen« eigentlich alles klar sein: Statt hintereinander, liegen Sie sich bei dieser Position seitlich von Angesicht zu Angesicht gegenüber.

♀ Was SIE davon hat:

Frauen, die chronisch unter Kuschelmangel leiden, werden begeistert sein. Den Partner immer auf Tuchfühlung, können Sie ihm den Rücken streicheln, in die Augen schauen, seine Pobacken umklammern, ihn küssen, ihn lecken, ihn anknabbern – was das Herz begehrt. Kleiner Tipp: Da der Penis in dieser Position schnell herausrutschen kann, legen Sie das obere Bein über die Hüfte des Mannes. Nicht nur, dass Sie Ihren Liebsten so noch näher an sich heranpressen können – Sie sorgen auch für eine tiefere Penetration.

♂ Was ER davon hat:

Manchmal kann man(n) eben nicht alles haben. So ist ein tiefes Eindringen in dieser Position nicht möglich, dafür werden Sie mit intensivem Körperkontakt entschädigt. Es kann sehr romantisch sein, der Partnerin dabei tief in die Augen zu blicken und ihre Reaktion auf jeden Stoß zu beobachten. Umfassen Sie dabei die Pobacken der Frau und drücken Sie sie nah an sich. Wenn Ihre Partnerin dabei das Bein über Ihre Hüfte legt, kommen Sie übrigens hervorragend von hinten an die Vagina und können die Klitoris stimulieren.

Ein besonderer Reiz ist zudem, sich überhaupt erst einmal einen Weg zwischen die geschlossenen Beine zu bohren. Einige Männer empfinden diese Enge als so erregend, dass sie auf die eigentliche Penetration verzichten und lieber zwischen den Schenkeln der Frau zum Höhepunkt kommen. Dies ist übrigens auch eine sehr schöne Möglichkeit des gemeinsamen Genießens, wenn die Frau ihre Tage hat und lieber auf Sex verzichten möchte.

♥♥ Wie es für BEIDE noch schöner wird:

Nichts da mit Gleichberechtigung! Sie müssen sich als Paar schon entscheiden, wer von Ihnen beiden in dieser Stellung den Ton angibt, sprich: die Penetration steuert. Denn legen Sie sich beide ins Zeug – der Mann stößt zu, die Frau bewegt ihr Becken vor und zurück – kann es schnell zu Unstimmigkeiten im Takt kommen und der Penis ist mehr draußen als drinnen …

29. Die Schere

⇝ So geht's:

Tiefe Penetration, Stimulation der Klitoris, ein erregender Druck auf den Penis – an manchen Tagen wird dies zur Nebensache. Ich rede von Tagen, wenn der Bankautomat die Karte einbehält, der Chef schlechte Laune hat und zu allem Überfluss auch noch das Auto den Geist aufgibt. Dann zählt beim Sex vielfach nur noch eins: der Kuschelfaktor! Ganz hervorragend ist dieser bei der »Schere«. Dabei liegen sich Frau und Mann wie beim »zugewandten Löffelchen« gegenüber. Statt jedoch in der stabilen Seitenlage zu verharren, verschlingen die Partner die Beine ineinander. Der Mann klemmt das untere Bein der Frau zwischen seine Beine, die Frau umschlingt das untere Bein des Mannes.

♀ Was SIE davon hat:

Romantikerinnen werden diese Stellung lieben. Ebenso Frauen, die vor Kälte ständig bibbern oder Angst vor dem Alleinsein haben. Denn wie erwähnt, bleibt zwar die Erregung von Klitoris, G-Punkt und sogar Brust und Brustwarzen auf der Strecke, dafür gibt es jede Menge körperliche Wärme und Nähe. Zudem können Sie den Partner küssen, im Nacken und am Rücken kraulen, ihm tief in die Augen schauen, seine Po-backen umfassen und ihn ganz fest an sich drücken.

♂ Was ER davon hat:

Stopp! Probieren Sie erst gar nicht, den wilden Hengst herauszukehren. Er hat in dieser Position keine Chance. Statt auf rhythmisches Stoßen und tiefes Eindringen fixiert zu sein, sollten auch Sie sich – ähnlich wie die Frau – besser auf die Vorzüge des Kuschelns besinnen. Knabbern Sie am Ohrläppchen Ihrer Liebsten, lecken und saugen Sie an ihren Lippen, bedecken sie ihren Hals mit kleinen Küssen – sie wird dahinschmelzen.

♥♥ Wie es für BEIDE noch schöner wird:

Zelebrieren Sie die körperliche Nähe! Wiegen Sie sich eng umschlungen hin und her, rollen Sie sich durchs Bett, lachen und reden Sie miteinander. All das ist beim Sex erlaubt und zeigt, wie locker und entspannt ein Paar miteinander umgehen kann. Herz an Herz dicht beieinander zu liegen und sich wohl zu fühlen ist eine schöne Möglichkeit, dem Partner zu zeigen, wie wertvoll er Ihnen ist. »Die Schere« – genau das Richtige für die Tage, an denen der Rest der Welt gegen einen zu sein scheint.

30. Der Brückenpfeiler

⤳ So geht's:

Alle Herrschaften, die sich nach der Devise »Sport ist Mord« selbst die kleinste schweißtreibende Bewegung ersparen möchten, können die nächsten Zeilen getrost überspringen. Denn die folgende Stellung ist wirklich nur für extrem gelenkige Männer geeignet! Und da ich Sie jetzt bestimmt neugierig gemacht habe, spanne ich Sie nicht länger auf die Folter: Der Mann macht eine »Brücke«. Er steht also auf Händen und Füßen, den Kopf im Nacken, das Becken weit nach oben durchgedrückt. Dann setzt sich die Frau vorsichtig auf ihn und bewegt ihr Becken sanft hin und her.

♀ Was SIE davon hat:

Mal ehrlich: Sind Sie, verehrte Leserin, nicht auch ein bisschen sadistisch veranlagt? Und wenn es nur ein klitzekleines bisschen ist? Gut, Sie müssen es Ihrem Partner nicht verraten. Schlagen Sie ihm einfach den »Brückenpfeiler« vor und Sie werden Ihre helle Freude haben. Denn während Sie es sich auf seinem Penis gemütlich machen, selbst Tempo und Tiefe des Eindringens bestimmen, wird Ihr Liebster ganz schön ins Schwitzen kommen.

30. Der Brückenpfeiler **71**

♂ Was ER davon hat:

Vergessen Sie die B-Note! Sprich: Wie das Ganze aussieht, wenn Sie sich erst auf dem Boden winden und dann in die Brücke heben, ist total egal. Hauptsache die A-Note stimmt, also die technische Ausführung. Damit Sie nicht auf übelste Weise einknicken, sobald Ihre Liebste auf Ihnen Platz nimmt, sollten Sie schon sicher und fest auf Händen und Füßen stehen, Übrigens, toll ist die Stellung für all jene, die ihrer Herzdame zeigen wollen, was für ein toller Hecht sie sind. Denn den Brückenpfeiler macht ihnen (verständlicherweise) so schnell keiner nach …

♡ Wie es für BEIDE noch schöner wird:

Eine Voraussetzung für diese Position ist, dass das Körpergewicht der Partner zusammenpasst. Im Klartext: Bringt der Mann schlappe 65 Kilo auf die Waage und die Frau gut das Doppelte, kann es mit der Standfestigkeit – und auch mit der Belastbarkeit des Penis – schnell vorbei sein. Neugierige Pärchen, die den »Brückenpfeiler« unbedingt ausprobieren möchten, können beim ersten Mal auch zwei kleine Fußtritte zur Hilfe nehmen. Der Mann kann dann in Ruhe eine »Brücke« machen, die Frau stellt beim Aufsitzen die Füße auf den Tritten ab. Sie hat so besseren Halt und der Mann muss nicht gleich das ganze Gewicht seiner Partnerin tragen.

31. Die Amazone

⤳ So geht's:

Bevor ich jetzt in Erklärungsnöte gerate, schauen Sie einfach noch einmal nach, wie die »Bambusspalte« ging. Genau: Die Frau liegt auf dem Rücken, ein Bein auf der Schulter des Mannes, das andere ist ausgestreckt. So weit, so gut. Nun der Rollentausch: Der Mann liegt auf dem Rücken und streckt ein Bein in die Höhe. Die Frau setzt sich auf ihn und klemmt das ausgestreckte Bein des Mannes zwischen ihre Schenkel, während das andere auf ihrer Schulter ruht.

♀ Was SIE davon hat:

Frauen, die in der Reiterstellung gerne ihre Dominanz ausspielen, werden als Amazone ebenfalls viel Spaß haben. Schließlich bestimmen Sie Tempo und Tiefe des Eindringens. Die Stimulation des G-Punktes ist außerdem inklusive.

♂ Was ER davon hat:

Kleine Machos, die bei Frauen stets den Ton angeben wollen, werden von dieser Stellung wenig begeistert sein. Dafür aber jene Herrschaften, die gerne auf dem Rücken liegen, faulenzen und genießen können, wie eine Frau die Vorzüge eines standhaften Penis nutzt.

Wie es für BEIDE noch schöner wird:
Meine Damen, Sie haben zwar die Oberhand, doch werden Sie deswegen nicht übermütig. Hemmungslos auf und ab hüpfen ist auch hier tabu, da es zum Penisbruch führen kann. Und meine Herren, da Sie beide Hände frei haben, liebkosen Sie Vulva und Klitoris Ihrer Partnerin doch mal ausgiebig.

32. Die Faulenzerin

So geht's:
Eine jede nach ihrem Geschmack: So, wie es Frauen gibt, die als »Amazone« die Oberhand beim Sex haben möchten, gibt es auch etliche Damen, die sich einfach nur bedienen lassen möchten. Für Letztere ist die »Faulenzerin« wie geschaffen: Die Frau liegt dabei auf dem Rücken, spreizt die Beine und stellt beide Füße auf. Der Mann kniet sich zwischen ihre Beine, dringt ein und stützt sich mit den Armen nach hinten ab.

♀ Was SIE davon hat:
Muss ich wirklich noch alles aufschreiben? Angenehme Rückenlage, tiefe Penetration, kein erdrückendes männliches Gewicht – das allein klingt doch schon löblich. Außerdem kommen zwei freie Hände hinzu,

mit denen Sie sich selbst an Klitoris, Venushügel und Busen streicheln können.

♂ Was ER davon hat:

Nur kein Neid! Während es sich die Frau gemütlich macht, haben Sie es schließlich in der Hand (ich sollte wohl besser »Hüfte« sagen!), wie Sie Ihre Partnerin beglücken. Mal schnell, mal langsam, mal tief drinnen, dann mit der Penisspitze draußen, um die Klitoris zu stimulieren – die »Faulenzerin« wird garantiert auch Ihnen Freude bereiten.

♥♥ Wie es für BEIDE noch schöner wird:

Optimal ist, wenn sich die Frau ein Kissen unter den Po oder besser das Becken schiebt. Sie liegt dann höher und weicher und der Mann kann noch leichter eindringen.

33. Das Klammeräffchen

⇗ So geht's:

Manche Tiermütter haben den Kniff eben raus. Statt ihr Junges im Maul herumzutragen, schnallen sie es sich einfach unter den Bauch. Das Kleine klammert sich mit Armen und Beinen fest und genießt so die kusche-

33. Das Klammeräffchen

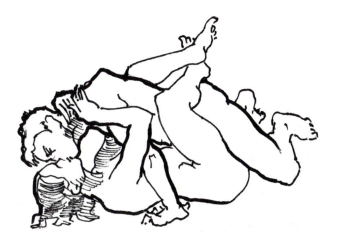

lige Körperwärme der Mutter. Doch damit nicht genug: Muttertier und Nachwuchs sind in dieser Position auch immer im selben Laufschritt unterwegs und das Junge ist vor Feinden besser geschützt als auf dem Rücken der Mutter.

Liebe Leser, falls Sie sich jetzt fragen, wozu dieser Ausflug ins Tierreich dienen sollte – ganz einfach: Diese tierische Transportvariante ist unser Vorbild für die nächste Position. So liegt die Frau zunächst wie bei der Missionarsstellung auf dem Rücken, der Mann dringt in sie ein. Statt aber alle viere von sich zu strecken, schlingt die Frau ihre Beine um seine Hüften und die Arme um den Hals des Mannes.

♀ Was SIE davon hat:

Meine Damen, Sie müssen hier garantiert niemandem etwas beweisen! Übertreiben Sie es daher bitte nicht mit dem Krafteinsatz. Drücken Sie Ihrem Schatz weder die Luft weg noch zerquetschen Sie ihm mit Ihren Beinen die Taille. Genießen Sie lieber – wie auch das Tierbaby – den großen Vorteil dieser Stellung: kuscheliger Körperkontakt! Zudem dürfen Sie sich über eine tiefe Penetration freuen und haben beste Möglichkeiten, den Partner zu küssen und ihm in die Augen zu schauen. Das entschädigt Sie hoffentlich für die eingeschränkte Beweglichkeit und eher geringe Stimulation des G-Punktes.

♂ Was ER davon hat:

Sie wollen mal wieder so richtig tief eintauchen? In dieser Stellung ist das kein Problem, vorausgesetzt, die Frau nimmt Sie nicht in die Zange. Im Klartext heißt das: Achten Sie darauf, dass Ihre Liebste Sie nicht so stark mit den Beinen umklammert, dass Sie mit dem Becken weder vor noch zurück kommen. Kleiner Tipp: Schieben Sie Ihre Hände unter den Po der Frau! Sie können Ihre Partnerin so noch fester im Takt Ihrer Stöße an sich drücken und versenken garantiert auch den letzten Zentimeter Ihres Penis!

💕 Wie es für BEIDE noch schöner wird:

Ähnlich wie bei der vorherigen Position, der »Faulenzerin«, leisten auch beim »Klammeräffchen« einige Kissen gute Hilfsdienste. Ein oder zwei Kissen unter das Gesäß der Frau geschoben, schon liegt sie etwas höher und der Mann kann besser eindringen. Übrigens, das »Klammeräffchen« macht auch in der stabilen Seitenlage viel Spaß. Probieren Sie es doch einfach mal aus!

34. Die standhaften Vierbeine(r)

⤳ So geht's:

Manches ist so simpel, so kinderleicht, aber ein vernünftiger Name dafür fehlt trotzdem. Darum beschweren Sie sich bitte nicht über diese Stellungsbezeichnung. Ich will es Ihnen kurz erklären: zwei Menschen, beide stehen, beide haben zwei Beine. Macht also insgesamt vier Beine! Sicher, ich könnte auch sagen »Sex im Stehen« oder nur »Im Stehen«, aber das klingt ziemlich langweilig, oder? Jedoch genug der Worte, kommen wir zum eigentlich Wichtigen: Statt irgendwie und irgendwo auf dem Rücken zu liegen, stehen sich Frau und Mann einfach Face to Face gegenüber.

♀ Was SIE davon hat:

Auf einer Skala von 1 (»Lass mal, ich habe Migräne!«) bis 10 (»Schatz, ich könnte schon wieder!«), landet diese Stellung irgendwo zwischen 3 (»Ach Sex? Wenn's sein muss!) und 4 (»Okay, mir ist sowieso kalt!«). Die wenigen Pluspunkte gibt es für den kuscheligen Körperkontakt inklusive Rückenkraulen und die guten Kussmöglichkeiten. Aber sonst, meine Damen, mangelt es dieser Stellung an wahren Vorzügen.

♂ Was ER davon hat:

So wie die Damenwelt, werden auch etliche Herren dieser Stellung wohl kaum viel Positives abgewinnen können. Gut, da ist der intensive Körperkontakt, allerdings kann es damit auch ganz schnell vorbei sein. Der Grund: Zitternde Knie plus heftige Wadenkrämpfe! Denn eigentlich nur wenn Ihre Partnerin einige Zentimeter größer ist als Sie, werter Leser, ist diese Stellung für den Mann bequem zu meistern. Bei kleineren Partnerinnen muss der Mann in die Kniebeuge. Das Eindringen und Stoßen wird so zu einem turnerischen Kraftakt, besonders, wenn Sie etwas um die 1,85 bis 1,90 Meter messen und Ihre Partnerin nur knappe 1,55 bis 1,60 Meter. Kleiner Tipp: Bei so einem Größenunterschied empfiehlt sich der »Hüftgurt«, den ich Ihnen natürlich auch noch vorstellen werde.

Wie es für BEIDE noch schöner wird:
Sehen Sie zu, dass in unmittelbarer Nähe eine bequeme Liegefläche ist – zum Beispiel ein Bett, ein Teppich oder ein Sofa. Dann können Sie bereits während dieser mitunter langweiligen und anstrengenden Stehparty schnell in die Horizontale übergehen.

35. Die umgekehrte Stehparty

 So geht's:
Acht Wörter reichen für diese Stellung aus: Beide Partner stehen, der Mann hinter der Frau! Schon kann es zur Sache gehen ...

♀ **Was SIE davon hat:**
Die Situation bessert sich. Im Gegensatz zum frontalen Stehverkehr, können Sie sich dabei hervorragend selbst stimulieren. Sie haben schließlich beide Hände frei, also streicheln Sie sich an Klitoris und Busen!

♂ **Was ER davon hat:**
Zuerst die gute Nachricht: Ihre Finger bekommen ein paar Spielsachen! So erreichen Sie mit den Händen die Brüste und Klitoris Ihrer Partnerin besonders gut und können diese sanft massieren. Jetzt die schlechte

Nachricht: Bei dieser Position gilt Gleiches wie bei der Face-to-Face-Variante! Entweder Ihre Partnerin überragt Sie um einige Zentimeter oder aber Sie üben rechtzeitig Kniebeugen.

♥ Wie es für BEIDE noch schöner wird:

Mögen Sie als Paar schon einmal kleine Machtspiele, dann sollte sich die Frau flach an eine Wand lehnen. Der Mann ist in diesem Fall der Dominante, drückt die

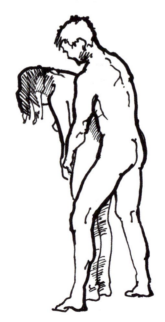

hilflose Frau mit jedem Stoß von hinten noch mehr an die Wand heran.

Übrigens: Nicht ohne Grund zeigen zahlreiche tibetische Skulpturen sich im Stehen penetrierende Götter. Sex im Stehen gilt als eine der anstrengendsten und schwierigsten Positionen.

36. Der Hüftgurt

So geht's:

Statt Sie lange auf die Folter zu spannen, komme ich lieber gleich zur Sache: Zunächst stehen sich Frau und Mann gegenüber. Dann legt die Frau die Arme um den Hals ihres Partners, hüpft hoch und schlingt die Beine um seine Hüften. Der Mann stützt mit seinen Händen den Po der Frau und der Spaß kann beginnen …

Was SIE davon hat:

Jede Menge Kuschelkontakt! Sie können Ihren Partner küssen, ihm durch die Haare fahren oder seine Körperwärme genießen. Doch Achtung, wenn Sie eine zusätzliche Stimulation des G-Punktes wünschen, lassen Sie den Mann nicht die Arbeit alleine machen. Halten Sie sich schön fest und sehen Sie zu, dass Sie nicht wie ein schlaffer Mehlsack an ihm herunterrutschen.

82 50 Stellungen – zur Nachahmung empfohlen

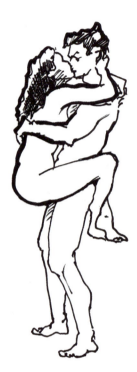

♂ Was ER davon hat:
Diese Position bietet jede Menge Kuschelkontakt auch für Sie, meine Herren! Zudem haben Sie das Auf und Ab der Partnerin buchstäblich in der Hand, bestimmen somit das Tempo des Eindringens und die Anzahl der Zentimeter, die Sie ins Warme bringen wollen.

Wie es für BEIDE noch schöner wird:
Suchen Sie sich eine Wand zum Anlehnen. Dann verliert der Mann beim Stoßen nicht so schnell die Balance und kann sich ganz auf das Heben und Senken seiner Partnerin konzentrieren.

37. Der Rückfall

So geht's:
Ein bisschen ungerecht ist das Ganze ja schon. Haben Sie einmal überlegt, wie oft die Muskelmasse des Mannes gefragt war, während es sich die Frau gut gehen lassen konnte? Aber natürlich genießen die Herrschaften auch etliche Vorteile. Schließlich bestimmen Sie selbst bei kraftraubenden Positionen wie dem »Hüftgurt« immer noch die Tiefe und das Tempo der Penetration – trotzdem, ein kleines Lob kann nicht schaden und motiviert hoffentlich. Denn diese Stellung verlangt den Herren ebenfalls einiges an Muskelkraft ab. Allerdings muss auch die Frau äußerst gelenkig sein. Aber der Reihe nach: Ausgangsposition ist der »Hüftgurt« (also die vorherige Position). Statt jedoch angekuschelt am Mann sitzen zu bleiben, lässt sich die Frau freihändig mit dem Oberkörper langsam nach hinten kippen. Der Mann hält sie dabei unterstützend in der Hüfte fest.

♀ Was SIE davon hat:

Ich rede da gar nicht erst um den heißen Brei herum. Was eine Frau von dieser Position hat, hängt extrem von der Stärke des Mannes ab. Ist Ihr Partner froh, Sie gerade eben so halten zu können, und schafft daher keine Stoßbewegungen, werden Sie ziemlich auf dem Trockenen sitzen bleiben. Sie können dann versuchen, mit den Händen wenigstens Ihre Klitoris oder Ihren Busen mit sanften Streicheleinheiten zu verwöhnen.

♂ Was ER davon hat:

Nicht schimpfen! Statt sich über den erneuten Kraftakt zu ärgern, freuen Sie sich lieber über das gesparte Geld fürs Fitnessstudio. Sehen Sie es wirklich positiv: Das ganze Geschehen liegt einmal mehr in Ihren Händen. Sie bestimmen die Stoßgeschwindigkeit und wie lange Sie als Paar überhaupt in dieser Position verweilen können.

❤❤ Wie es für BEIDE noch schöner wird:

Bitte machen Sie sich als Paar nichts vor! Wenn dem Mann schon die Arme zittern, sobald er einen Bierkasten trägt, und die Frau gequält aufstöhnt, wenn sie sich die Schuhe zubinden muss, verzichten Sie besser auf diese Stellung. Es trotzdem zu wagen, kann schnell mit unangenehmen Zerrungen enden. Darum auch ein wohlgemeinter Tipp für alle, die diese Stellung zum

37. Der Rückfall

ersten Mal ausprobieren: Nehmen Sie einen Stuhl zu Hilfe! Der Mann nimmt zuerst Platz, die Frau setzt sich von Angesicht zu Angesicht auf seinen Schoß. Dann lehnt sie sich mit dem Oberkörper zurück, während er versucht, langsam aufzustehen.

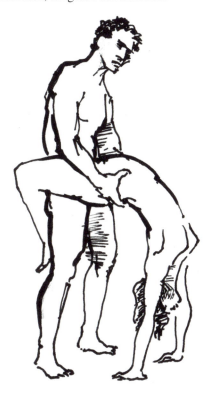

38. Der Flamingo

⟫ So geht's:

Lust auf einen Quickie? Dann habe hier ich eine wunderbare Stellungsvariante für Sie: Dabei steht sich das Paar gegenüber, ideal ist, wenn sich der Mann irgendwo anlehnen kann. Der Mann zieht dann einen Oberschenkel der Frau bis zu seiner Hüfte hoch und dringt in sie ein. Wirklich eine tolle Position, wenn Sie zum Beispiel eine schnelle Nummer im Wald schieben möchten, der ganze Boden aber mit pieksenden Tannennadeln übersät ist. Sie müssen sich nur an einen Baum lehnen und los geht's. Oder aber Ihnen ist nach schnellem Sex auf der Kneipentoilette oder im Fahrstuhl – der »Flamingo« (Anmerkung: Heißt so, weil die Frau wie ein Flamingo auf einem Bein steht) ist dafür bestens geeignet. Wobei ich noch kurz erwähnen sollte, dass es von äußerst großem Vorteil ist, wenn die Frau einen Rock trägt. So erreichen Sie zu zweit schneller das Ziel …

♀ Was SIE davon hat:

Was *ein* Bein alles ausmachen kann! Während die Face-to-face-Stellung, bei der Sie mit beiden Beinen auf dem Boden stehen, eher dröge ist, hat der »Flamingo« einiges zu bieten. Der Penis kann deutlich tiefer

38. Der Flamingo

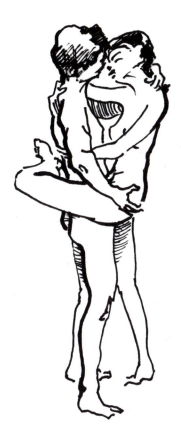

eindringen, dazu werden Sie mit intensivem Körperkontakt inklusive Knutschmöglichkeiten belohnt. Allerdings: Sollte Ihr Partner um die 1,90 Meter groß sein, während Sie gerade mal 1,55 Meter messen, könnte es ein paar Probleme geben. Entweder Ihr Partner geht tief in die Knie oder Sie verlieren schnell mit dem einen Bein die Bodenhaftung.

♂ Was ER davon hat:

Der Mann bestimmt das Tempo! Der Mann bestimmt die Tiefe! Doch damit nicht genug: Indem Sie den Po Ihrer Partnerin zu sich heranziehen und ihren Oberschenkel leicht anheben oder herunterdrücken, verändern Sie selbst den Druck auf den Penis und steuern den Winkel – ganz nach Belieben.

♡♡ Wie es für BEIDE noch schöner wird:

Nicht, dass wir uns missverstehen: Der »Flamingo« ist zwar eine schöne Quickiestellung, doch auch wenn Sie ein wenig mehr Zeit mitbringen, werden Sie dabei voll auf Ihre Kosten kommen. Probieren Sie also ruhig einmal eine entspannte »Flamingo«-Nummer in der Dusche (Vorsicht, Rutschgefahr!), in der Küche (angelehnt an die Spüle) oder im Schlafzimmer (angelehnt an den Kleiderschrank)! Und falls Sie es partout ablehnen, irgendeine Tierstellung zu praktizieren, nennen Sie das ganze einfach »Dreifuß« und dann viel Spaß.

39. Der standfeste Doggy Style

⮒⮓ So geht's:

Sind Sie auf den Geschmack gekommen? Hat der »Flamingo« Ihre Lust auf einen Quickie womöglich noch gesteigert? Als ein Fan der schnellen Nummer und Freund des Outdoor-Sex sollten Sie dann unbedingt auch die folgende Position kennen: Frau und Mann stehen hintereinander, sie beugt sich mit dem Oberkörper weit nach vorne, während er ihre Hüften umfasst und von hinten in sie eindringt. Besonders unbeschwert lassen sich diese Zeilen in die Tat umsetzen, wenn die Frau einen Rock trägt, der sich leicht hochschieben lässt. Sekundenschnell heißt es dann: Treffer versenkt!

⚀ Was SIE davon hat:

Geht doch! Das ist eine Position, die garantiert von etlichen Frauen Bestnoten bekommt. Er kann tief und fest zustoßen und sie hat beide Hände frei, um ihren eigenen Körper ausgiebig mit Streicheleinheiten zu verwöhnen. Ob zarte Liebkosungen der Klitoris oder sanftes Massieren der Brüste – alles kein Problem! Auch der G-Punkt kann sich bei dieser Stellung nicht über mangelnde Zuwendung beklagen.

♂ Was ER davon hat:

Alle leidenschaftlichen Tieftaucher dürften mit dieser Stellung mehr als zufrieden sein. Schließlich gibt es neben einer tiefen Penetration auch wieder prachtvolle Hinter(n)ansichten, und wenn die Frau ihren Oberkörper leicht anhebt und wieder senkt, verändert sich auch der Druck auf den Penis. Welchem Mann das noch nicht reizvoll genug ist, der sollte mit seinem Prachtstück kurz auf Wanderschaft gehen. Gerade in dieser Position bieten sich beste Aussichten auf andere Unterschlupflöcher – wenn Sie verstehen, was ich meine. Aber dazu an anderer Stelle mehr …

♥♥ Wie es für BEIDE noch schöner wird:

Da hilft kein Schönreden: Auch bei dieser Stellung müssen Mann und Frau von der Körpergröße her zueinander passen. Ist der Mann mehr als 20 bis 30 Zentimeter größer als die Frau, muss er wieder demütig in die Kniebeuge gehen. Ist er dagegen 20 bis 30 Zentimeter kleiner als die Frau, sollte er sich einen Tritthocker besorgen. Noch ein Tipp: Optimal wird es, wenn die Frau sich mit dem Oberkörper irgendwo bequem abstützen oder, besser noch, festhalten kann – sei es eine Schreibtischplatte, der Küchentisch, die Motorhaube des Autos, die Waschmaschine, das Balkongeländer und so weiter und so fort. Sie sehen, es gibt so einige Orte, an denen Sie sextechnisch zur Tat schreiten können!

39. Der standfeste Doggy Style 91

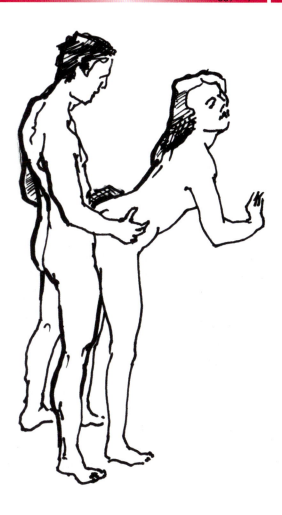

40. Die Buseneinfahrt

⤳ So geht's:

Kenner werden angesichts dieser Bezeichnung gleich den Kopf schütteln und sagen: »Das heißt doch spanischer Sex!« Recht haben sie. Doch bei dem Begriff »Spanischer Sex« macht es eben nur bei Kennern klick, alle anderen können sich darunter nur wenig vorstellen. Darum ein Name, bei dem es gleich um die Sache geht: Sex zwischen den Brüsten! Die Frau kann dabei auf dem Rücken liegen, der Mann sitzt auf ihrem Oberkörper. Oder aber die Frau kniet und der Mann steht vor ihr. Beides sind gute Positionen, in denen sich der erigierte Penis einen Weg zwischen die Brüste der Frau bahnen kann.

Was SIE davon hat:

Auf die Größe kommt es an! Frauen mit Körbchengröße B oder A werden sich vom Mann veräppelt fühlen und sich schnell wie ein armes Versuchskaninchen vorkommen. Der Penis zwischen ihren Brüsten sieht dann doch etwas verloren aus. Anders ist das bei Frauen mit üppigerem Dekolleté. Sie können den Penis wunderbar in die Klemme nehmen. Doch egal ob kleiner oder großer Busen – auf jeden Fall haben Sie als Frau in dieser Position einen direkten Blick auf den erigierten Penis und die Eichel. Diese im Vor- und Rückwärtsgang in Aktion zu sehen, kann sehr erregend sein.

♂ Was ER davon hat:

Wie erwähnt: Auf die Größe kommt es an! Natürlich hängt auch das sexuelle Vergnügen für den Herren ganz massiv von der Größe der Brüste seiner Partnerin ab. Kleine Brüste = geringe Reibung. Große Brüste = intensive Reibung!

Bitte klären Sie übrigens mit Ihrer Liebsten, ob Sie beim Orgasmus einfach drauflosspritzen dürfen. Nicht dass sich die Gute später über die unfreiwillige Gesichtsdusche ärgert und bemerkt: »Ich hab's ja kommen sehen…«

❤❤ Wie es für BEIDE noch schöner wird:

Diese Position eignet sich gut als heiße Vorspielnummer. Der Mann kann dabei ruhig einmal mit seinem Penis die Brüste, die Brustwarzen und den Mund der Frau liebkosen. Die Frau macht ihrem Liebsten garantiert eine große Freude, wenn sie ihn zwischendurch mit der Zunge verwöhnt.

PS: Ist der Penis erst einmal so richtig in Fahrt, können Sie ihn natürlich auch schnell in tiefer liegende, wärmere Gefilde dirigieren – sofern Sie möchten.

41. Der Kniefall

⟫ So geht's:

Machen die Knochen problemlos mit oder knacken sie bereits bedenklich, sobald Sie in die Hocke gehen? Ein kleiner Test vorab kann nicht schaden. Fehlt von ersten körperlichen Verschleißerscheinungen noch jede Spur, dann probieren Sie ruhig einmal den »Kniefall« aus. Auch hier gilt: Nomen est omen, denn Frau und Mann knien sich dabei ganz eng einander gegenüber. Statt sich jedoch auf den Fersen niederzulassen, bleibt der gesamte Oberkörper inklusive Gesäß aufrecht.

♀ Was SIE davon hat:

Körpernähe hin, Körpernähe her! Natürlich ist diese Position schön kuschelig, aber viele von Ihnen werden sich trotzdem mehr wie zwei eng aneinander gepresste Ölsardinen in der Konserve vorkommen und nicht wie ein entspanntes Liebespaar. Falls Sie dem »Kniefall« sich trotzdem eine Chance geben möchten, genießen Sie den wirklich intensiven Körperkontakt. Umarmen Sie Ihren Partner, massieren Sie sanft seinen Nacken, krallen Sie sich liebevoll in seine Pobacken und drücken ihn so fest an sich. Nicht zu vergessen natürlich die hervorragenden Kussmöglichkeiten – Sie sehen, es gibt Einiges, was für die mangelnde Stimulation des G-Punktes entschädigt.

♂ Was ER davon hat:

Von besonders tiefer Penetration kann hier nicht die Rede sein. Doch verwerfen Sie diese Position nicht gleich! Schließlich können Sie Ihrer Herzdame dabei tief in die Augen schauen und sie mit liebevollen Küssen verwöhnen. Auch reizvoll: Presst die Partnerin ihre Beine fest zusammen, ist die Reibung für den Penis besonders intensiv. So weit, so gut. Sparen können Sie sich den »Kniefall« mit Ihrer Partnerin jedoch, wenn zwischen Ihnen mehr als 20 Zentimeter Größenunterschied liegen. Ähnlich wie die Stehpositionen wird dann auch diese Stellung mehr zu einem turnerischen Kraftakt als zum Vergnügen. Denn wenn Sie Ihr Ziel nur mit Hilfe von akrobatischen Übungen erreichen, werden sich Ihre Knochen bedanken!

♥♥ Wie es für BEIDE noch schöner wird:

Bevor einer der beiden Partner wegen eines Krampfes in Waden oder Oberschenkel das vorzeitige Aus bekannt geben muss, wählen Sie lieber gleich die bequeme Variante dieser Position: Dabei knien Mann und Frau sich zunächst aufrecht gegenüber. Nun stellt jeder den gleichen (linken oder rechten) Fuß auf und sie rutschen mehr und mehr aneinander und schließlich ineinander.

42. Die Stuhlstellung

⤳ So geht's:

Wer die Wahl hat, hat die Qual! Bisher folgte eine Stellung auf die andere, jede mit ihren eigenen Reizen. Kein Wunder, wenn Sie allmählich ins Schwitzen kommen. Darum hier einmal eine Stellung, bei der Sie sich zwar nicht ausruhen können, dafür aber richtig Platz nehmen dürfen – auf einem Stuhl. Genauer gesagt ist es der Mann, der es sich auf einem Stuhl gemütlich macht, die Frau setzt sich dann von Angesicht zu Angesicht auf seinen Schoß und lässt dabei den Penis in sich hineingleiten.

♀ Was SIE davon hat:

Habe ich eigentlich schon erwähnt, dass der Stuhl nicht zu schmal sein sollte? Ansonsten wird es für Sie beide nämlich ein bisschen zu unbequem und Sie können sich gar nicht mehr richtig bewegen. Und das ist natürlich nicht im Sinne des Erfinders. Darum: Ein schöner, breiter Stuhl ist gut geeignet, am besten ohne Armlehnen. Dann kann es losgehen mit dem Genießen: Stimulation des G-Punktes, Reibung der Klitoris und dazu der direkte Blickkontakt zum Partner. (Zungen-)Küsse sind somit hoffentlich selbstverständlich, genauso wie sanftes Nackenkraulen.

♂ Was ER davon hat:

Wer gerne mal in die Tiefe geht – und das mit seinem Prachtstück –, wird diese Stellung lieben. Fast jeden Zentimeter bringen Sie hier in Ihrer Liebsten unter. Natürlich nur, sofern Sie möchten, denn Sie selbst steuern die Tiefe und das Tempo der Penetration. Umfassen Sie einfach die Pobacken Ihrer Partnerin und heben Sie sie im Takt hoch und runter. PS: Vergessen Sie dabei bitte nicht die übrigen Liebkosungen wie küssen, kraulen und kneten – der Effekt lässt sicher nicht lange auf sich warten.

♥♥ Wie es für BEIDE noch schöner wird:

Bevor Langeweile aufkommt, schnell noch eine Variante dieser Stellung. Denn natürlich geht das Ganze auch anders herum – sprich die Frau setzt sich rittlings auf den Penis. Diese Position trägt eigentlich den Namen »Schlittenfahren«. Der große Vorteil einer Schlittenfahrt besteht darin, dass die Frau sich dabei selbst sanft an der Klitoris streicheln kann, während der Mann ihre Brüste massiert. Auch genügt der Frau in dieser Stellung ein Griff zwischen die Beine, um seinen Penisansatz sowie die Hoden zu streicheln.

43. Die Schiffschaukel

⟫ So geht's:

Stopp! Bevor Sie sich nun in die Haare bekommen, wer von Ihnen bei einer Stellung die – zumeist bequemere – Rückenlage einnehmen darf, hier kommt die Lösung: Versuchen Sie es mal mit der »Schiffschaukel«! Dabei liegen beide – Mann und Frau – einander entgegengesetzt auf dem Rücken, und zwar jeweils zwischen den gespreizten Beinen des anderen und mit dem Schoß eng beieinander.

Bitte nicht wundern und nicht nachdenken, sondern einfach ausprobieren! Die meisten Positionen klingen kompliziert, ergeben sich aber instinktiv fast wie von alleine. Schließlich wissen Sie, welche Körperteile hier zusammenkommen sollen …

♀ Was SIE davon hat:

Zugegeben: Von praller Bewegungsfreiheit und besonderer Erregung kann hier nicht die Rede sein. Auch ist es anfangs nicht ganz leicht, den Penis in sich aufzunehmen. In dieser Position rutscht er nämlich gerne schnell wieder heraus. Trotzdem: Wenn Sie die ganze Sache nicht verbissen, sondern mit Humor sehen, ist die »Schiffschaukel« für eines richtig gut: Es gibt viel zu lachen! Und das soll ja sehr gesund sein …

43. Die Schiffschaukel

♂ Was ER davon hat:

Falls Sie mal keine Lust auf ausschweifenden Sex haben, es Ihrer Partnerin aber nicht so direkt sagen möchten, schlagen Sie einfach die »Schiffschaukel« vor. So ersparen Sie sich anstrengende Turnübungen und müssen zudem weder Tempo noch Tiefe bestimmen. Denn bei dieser Position gibt es nicht viel zu bestimmen. Sind Sie im warmen Hafen gelandet, bitte nur sanft bewegen, sonst verlässt Ihr bestes Stück ihn nämlich gleich wieder.

Kleiner Tipp: Nehmen Sie die Sache in die Hand. Umfassen Sie Ihren Penis und streichen damit entlang der Vagina. So stimulieren Sie nicht nur die Klitoris Ihrer Partnerin, sondern auch Ihre Eichel.

♥♥ Wie es für BEIDE noch schöner wird:

Um ein bisschen Schwung in diese Position zu bringen, sollten sich beide Partner mit den Ellbogen abstüt-

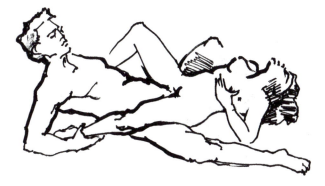

zen. Dann kann sich zwar keiner von ihnen selbst manuell verwöhnen, dafür lassen sich jedoch die Beckenbewegungen besser steuern. Nun denn, entweder ein paar Streicheleinheiten oder ein paar Stoßeinheiten – die Entscheidung liegt ganz bei Ihnen.

44. Die Beinklammer

So geht's:

Mit keinem macht es mehr Spaß, auf Tuchfühlung zu gehen, als mit dem eigenen Partner. Daher nutzen Sie die Chance zu Stellungen, bei denen Sie eng beieinander liegen. Hervorragend eignet sich dafür die »Beinklammer«. Der Mann liegt auf der Seite. Die Frau schmiegt sich frontal neben ihn, jedoch mit dem Kopf nach unten. Dabei umklammert sie sein Becken mit ihren geöffneten, angezogenen Oberschenkeln. Während sie seine Beine mit ihren Armen umschlossen hält, reibt sie ihre Brüste gegen die Oberschenkel des Partners.

Was SIE davon hat:

Diese Position verspricht einen erregenden Druck auf die Scheidenwand sowie eine gute Stimulation der Klitoris – möglich macht es der ungewöhnliche Winkel, in dem er in Sie eindringt.

♂ **Was ER davon hat:**

Männer, die der Anblick eines prallen Pos in Verzückung versetzt, sind mit dieser Stellung bestens bedient. Denn während der Mann in die Frau eindringt, kann er ausgiebig ihren Po streicheln, den Anus umkreisen – eine höchst erogene Zone – und darin auf Wunsch schon einmal den einen oder anderen Finger verschwinden lassen.

💕 **Wie es für BEIDE noch schöner wird:**

Wenn die Frau dabei seitlich auf einem Kissen ruht, liegt sie ein wenig höher und der Mann kann noch tiefer eindringen.

45. Die Fahne

⇨ **So geht's:**

Frischen Sie einmal kurz Ihr Gedächtnis auf: Erinnern Sie sich noch an die »Schubkarre«? Falls es nicht sofort klick macht, sehen Sie einfach schnell unter Stellung 14 nach. Die »Fahne« funktioniert ganz ähnlich: Hierbei kniet die Frau auf allen vieren, der Mann geht hinter ihr auf die Knie, zieht aber nur eines ihrer ausgestreckten Beine an seiner Hüfte hoch.

♀ Was SIE davon hat:

Eine hervorragende Stimulation des G-Punktes ist hierbei garantiert. Vielleicht schafft es Ihr Partner ja zudem, Sie sanft am Po zu streicheln? Achten Sie auf alle Fälle darauf, dass Ihr Liebster nicht zu fest zustößt, sonst verlieren Sie schnell den Halt und müssen sich neu in Position bringen.

♂ Was ER davon hat:

Hier gilt vor allem: tief durchatmen! Während die »Schubkarre« ganz schön auf die Arme geht, ist die »Fahne« nur halb so anstrengend. Schließlich müssen Sie lediglich ein Bein festhalten und können deutlich entspannter die tiefe Penetration genießen. Wie tief es gehen soll – Sie haben das Sagen! Auch was das Tempo betrifft. Was will man(n) mehr?

♡ Wie es für BEIDE noch schöner wird:

Bei dieser Position geht es nicht um die Olympiaqualifikation im Turnen. Das erledigen andere. Darum, meine Herren: Heben Sie das Bein Ihrer Partnerin wirklich nur bis zu Ihrer Hüfte und nicht etwa bis zu Ihrer Schulter hoch.

46. Der Hinterpfortensex

⟫ So geht's:

Mögen Sie Analsex? Ich frage lieber ganz direkt nach, statt um den heißen Brei herumzureden. Schütteln Sie nun gleich angewidert den Kopf, dann überspringen Sie die nächsten Zeilen am besten. Mögen Sie jedoch zwischendurch ganz gerne einmal Sex durch den Hinter(n)eingang, lesen Sie weiter, ich will Ihnen gerne einige erregende Möglichkeiten vorstellen. So eignen sich für den Analverkehr besonders folgende Positionen: die Schildkröte, das Löffelchen und die Doggy-Style-Variante, auch im Stehen. Wichtig ist, dass die Frau völlig entspannt ist und die Pomuskulatur nicht anspannt.

♀ Was SIE davon hat:

Analverkehr ist absolute Ansichtssache! Einige Damen empfinden es als äußerst schmerzhaft, wenn Ihr Partner sie durch die Hintertür besucht. Zählen Sie zu letzterer Fraktion, ist das kein Grund, sich schlecht zu fühlen. Analverkehr ist keine Pflichtveranstaltung. Trotzdem möchte ich kurz noch eines erwähnen: Ein Vorteil an dieser Stellung ist, dass Sie dabei Ihre Klitoris streicheln und sogar mit dem einen oder anderen Finger in die Vagina eindringen können.

♂ Was ER davon hat:

Es ist kein Geheimnis, dass etliche Männer glänzende Augen bekommen, sobald das Wörtchen »Analsex« fällt. Warum? Ganz einfach: Die totale Enge verspricht die totale Reibung.

♡♡ Wie es für BEIDE noch schöner wird:

Sprechen Sie vorher ab, ob Sie ein Kondom benutzen wollen. Dies ist a) sicher hygienischer (im Darm lauern etliche Bakterien, die auf keinen Fall in die Vagina gelangen sollten) und b) erleichtert es der Frau die späteren Besuche auf der Toilette. Denn spritzt der Mann seine Spermien einfach in den Anus, gelangt nicht nur ordentlich Luft in den weiblichen Hintern, sondern eben auch Flüssigkeit. Und die muss anschließend irgendwie wieder heraus, was zumeist mit unschönen lauten Geräuschen einhergeht.

PS: Wenn es nicht gleich klappt, nehmen Sie ein wasserlösliches Gleitmittel!

Der Countdown läuft – 47, 48, 49, 50! Langsam nähern wir uns dem Ende dieses Buches. Als kleines Abschiedsbonbon möchte ich Ihnen daher noch ein paar besondere Stellungen vorstellen. Schließlich kann man Sex nicht nur in trauter Zweisamkeit zelebrieren ...

47. Das Sandwich

⟫ So geht's:

Zunächst einmal müssen bei dieser Position die Zutaten stimmen. Konkret heißt das: zwei Männer und eine Frau. Ist das Trio beisammen, legt sich ein Man bequem auf den Rücken, die Frau frontal auf ihn. Dann kniet sich der zweite Mann hinter die Frau, dringt entweder ebenfalls in die Vagina ein oder probiert es anal. Eine mögliche Variante: Die Frau legt sich mit dem Rücken auf den unter ihr liegenden Mann. Dann dringt dieser anal ein und der obere darf durch die Vordertür. Auf jeden Fall läuft es darauf hinaus, dass die Frau eingeklemmt zwischen den beiden Männern platziert ist. Wie ein Würstchen zwischen zwei Brötchenhälften eben …

♀ Was SIE davon hat:

Diese Position verspricht doppelten Genuss – wenn Sie es mögen! Neben einer angenehmen vaginalen Penetration lockt zugleich die Befriedigung über die Hinterpforte. Der einzige Haken an der ganzen Sache: Mit zwei schwergewichtigen Männern können Sie mitunter Probleme beim Atmen bekommen. Achten Sie zudem darauf, dass die beiden Herren schön im Gleichtakt zustoßen. Sonst wird das Ganze eher zu einer holprigen

Schlittenfahrt und Ihr Vergnügen bleibt auf der Strecke.

♂ Was ER davon hat:
Welcher ER sind Sie denn? Der unten Liegende sollte nicht gerade zart besaitet sein. Schließlich trägt er nicht nur das Gewicht der Frau, sondern muss auch noch die Masse seines männlichen Mitstreiters aushalten. Sind Sie der Mann in der oberen Position, langen Sie beim Sandwich ruhig so richtig zu: Tiefe Penetration plus ein erregender Gegendruck durch den Penis Ihres Kollegen. PS: Gönnen Sie der Dame zwischendurch ein paar Streicheleinheiten. Die Gute hat es sich in dieser Position redlich verdient.

Wie es für ALLE noch schöner wird:
Erlaubt ist auch hier, was gefällt, und zwar allen! Stellungen zu dritt sind sinnlos, wenn einer aus dem Trio keine Lust auf das Gruppenvergnügen hat. Sprechen Sie also vorher miteinander. Ganz wichtig ist die Kommunikation, wenn sich ein festes Paar – Mann und Frau – unter den drei Personen befindet. Damit es später nicht zum Streit kommt, sollten Sie sich bereits im Vorfeld über Wünsche und Tabus austauschen.

48. Das standhafte Männerduo

⇉ **So geht's:**

Die Besetzung des »Sandwich«-Trios bleibt für diese Position gleich: zwei Männer, eine Frau! Um der holden Weiblichkeit aber im Gegensatz zu der vorherigen Stellung ein wenig Luft zum Atmen zu geben, geht es diesmal bequemer zur Sache: Die Frau kniet auf allen vieren, nimmt also die klassische Doggy-Style-Position ein. Ein Mann darf nun von hinten in Aktion treten – wahlweise vaginal oder anal – der andere Mann lässt sich von der Dame oral verwöhnen.

♀ **Was SIE davon hat:**

Diese Stellung bietet so viel Gutes auf einmal. Kein Wunder, wenn Sie zunächst nicht wissen, worüber Sie sich mehr freuen sollen: Von hinten wird der G-Punkt stimuliert und eine tiefe Penetration winkt, vorne wird Ihnen ein steifes Prachtstück an Penis serviert. (Anmerkung: Bitte nicht vor Begeisterung zubeißen!) Zudem haben Sie noch beide Hände frei, um es sich selbst schön zu machen – pure Reizüberflutung, wunderbar!

♂ **Was ER davon hat:**

Auch Sie haben keinen Grund zu klagen! Der eine Mann bestimmt die Tiefe und das Tempo der Penetration, der andere darf sich über ein paar Leckereien an seinem Prachtstück – insbesondere an der Eichel – freuen. Jedem so, wie es ihm beliebt.

PS: Sprechen Sie sich bitte in diesem Fall vorher mit der Dame ab, nicht jede schluckt alles herunter ... Doch sind sich alle drei einig, verspricht diese Stellung ein ganz besonderes erregendes Abenteuer, bei dem garantiert alle auf ihre Kosten kommen.

 Wie es für ALLE noch schöner wird:
Bei derart verlockenden Aussichten – orales und vaginales Eintauchen – bekommt sich das eine oder andere Männerduo vielleicht sogar in die Haare. Doch stopp! Bevor der Kampf der Streithähne entbrandet, wechseln Sie lieber die Positionen nach einiger Zeit oder beginnen Sie ein wenig später einfach noch mal von vorn. Tauschen Sie ruhig zwischendurch die Rollen, das bedeutet schließlich nicht nur gleiches Recht für alle, sondern verlängert zumeist auch das Vergnügen.

49. Die wilden Engel

So geht's:

Auch die Dreierkombination »zwei Frauen plus ein Mann« bietet so manche sexuelle Varianten, die großen Spaß versprechen. Und gerade für viele Herren der Schöpfung geht dabei eine oft gehegte erotische Fantasie in Erfüllung. Endlich kann ER zeigen, was in ihm steckt – und das dürfen Sie jetzt ruhig wörtlich nehmen. Doch der Reihe nach: Die eine Dame legt sich auf den Rücken, die andere macht es sich in »69«-Manier über ihr gemütlich. Dann kniet sich der Mann hinter den Kopf der unten liegenden Frau und dringt in die sich darüber beugende Frau ein.

Was SIE davon hat:

Auf die unten liegende Dame warten hocherotische Einsichten in das weibliche Geschlecht plus verlockende Aussichten auf das männliche Geschlecht. Als oben positionierte Dame bekommen Sie ebenfalls Einblicke in die Weiblichkeit sowie eine tiefe Penetration von hinten. Zudem dürfen sich beide Damen über die Zungenspiele an ihrer Klitoris freuen. PS: So eine Stellungsvariante bedeutet nicht gleich, dass Sie lesbisch sind. Vielmehr zeigt es Ihre Aufgeschlossenheit gegenüber Neuem.

♂ Was ER davon hat:

Ruhig, ganz ruhig! Bei so viel Weiblichkeit schlägt das Testosteron schnell Purzelbäume. Entspannen Sie sich und genießen Sie die pralle Weiblichkeit. Und nicht vergessen: Sie bestimmen die Tiefe und das Tempo beim Verkehr.

 Wie es für ALLE noch schöner wird:

Spielen Sie öfter mal »Bäumchen wechsle dich«, dann ist das Vergnügen garantiert für alle gleich groß. Zudem tut ein wenig Bewegung während des Sex gut und verhindert Krämpfe.

50. Das Quartettspiel

⤳ So geht's:

Da bekommt die Bezeichnung »feucht-fröhlicher Pärchenabend« doch gleich eine ganz andere Bedeutung – beim Sex zu viert! Zwei Frauen und zwei Männer bedeuten nämlich jede Menge Stellungsmöglichkeiten. Blättern Sie einfach gemeinsam dieses Büchlein durch und lassen Sie sich inspirieren. Zum Beispiel könnten Sie die »wilden Engel« austesten. Doch bevor die oben liegende Dame ihre Geschlechtsgenossin verwöhnt, knöpft Sie sich einfach einen der Männer vor – oral natürlich.

 Was SIE davon hat:

Zwei Frauen plus ein Mann – bei einigen Damen kommen da schnell Konkurrenzgefühle auf. Vergnügen sich dagegen zwei Frauen und zwei Männern miteinander, sind die Karten wieder gut gemischt. G-Punkt-Stimulation, gleichzeitige Verwöhnung von Klitoris und Anus, Streicheleinheiten für den Busen, Küsse mit mehreren Partnern – bei so vielen Mitspielern ist alles möglich!

 Was ER davon hat:

Meine Herren, diesmal tatsächlich im Plural: Auch Sie dürfen sich über erregende Momente freuen. Wie wäre es zum Beispiel, wenn zwei Damen sich oral an einem Penis bedienen, während der andere Mann eine der beiden Ladys von hinten beglückt?

 Wie es für ALLE noch schöner wird:

Denken Sie unbedingt daran, vorher klare Spielregeln festzusetzen! Soll jeder mit jedem? Wer darf mit wem? Bitte klammern Sie das Thema Eifersucht nicht aus und vergegenwärtigen Sie sich, dass es hier »nur« um Sex geht.

Die Autorin

Zum Glück ist Marcie Mai, Anfang 30, keine Egoistin und nimmt auch kein Blatt vor den Mund. Die Hamburger Autorin informiert bereits in ihrem Selbstbefriedigungs-Ratgeber »Mit zarter Hand – sinnliche Erfahrungen für neugierige Frauen« (erschienen 2004) ihre Geschlechtsgenossinnen über erotische Solo-Nummern und versorgt auch die Männer in ihrem »Sex-Knigge« (erschienen 2004) mit lebens- und liebeswerten Tipps.